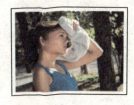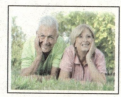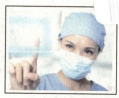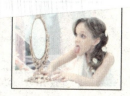

美国孩子
最喜欢问的为什么

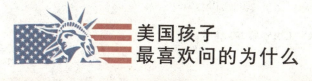

关于**人体**的
有趣问题

张梦菲 编著

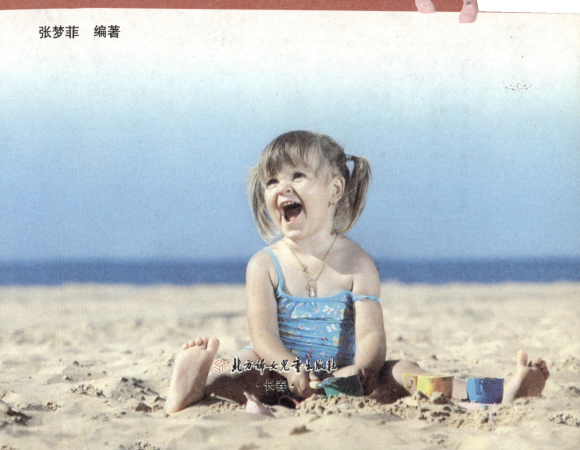

北方妇女儿童出版社
·长春·

图书在版编目（CIP）数据

关于人体的有趣问题 / 张梦菲编著. -- 长春：北方妇女
儿童出版社，2016.1
（美国孩子最喜欢问的为什么）
ISBN 978-7-5385-9654-0

Ⅰ.①关… Ⅱ.①张… Ⅲ.①人体—少儿读物 Ⅳ.①R32-49

中国版本图书馆 CIP 数据核字（2015）第 290488 号

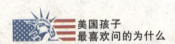

关于**人体**的有趣问题

GUANYU RENTI DE YOUQU WENTI

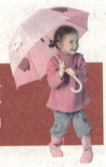

出 版 人	刘　刚
策　　划	师晓晖
责任编辑	佟子华　张　丹
装帧设计	李亚兵
开　　本	787mm×1092mm　1/16
印　　张	10
字　　数	150 千字
印　　刷	三河市兴国印务有限公司
版　　次	2016 年 1 月第 1 版
印　　次	2017 年 2 月第 2 次印刷

出　　版	北方妇女儿童出版社
发　　行	北方妇女儿童出版社
地　　址	长春市人民大街 4646 号
	邮编：130021
电　　话	编辑部：0431-86037512
	发行科：0431-85640624

定　价：29.80 元

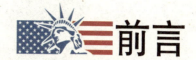

　　对于自己的身体，我们总是有着许多疑问与好奇。你知道吗，我们的身体不仅有挺拔的身姿、精致的五官等完美的外在，而且更为奇特的是人体还有奇妙的内部结构。它就像一台复杂而神奇的机器，各个系统日夜不停地工作着，维持着人的生命、感情和思维。

　　人为什么会有不同的肤色？眼睛为什么能看到东西？人为什么要睡觉？头发为什么会变白？双胞胎为什么长得非常相似？……这些或许你曾想过，但是还不明白其中的原因，其实这也正是我们身体的奥秘所在。为了使孩子们更好地了解自己的身体，掌握相关的人体知识，我们精心编写了这本书。

　　本书从孩子最感兴趣的方面与视角入手，收录了许多大家最想知道和经常提出的人体问题，并用精准的文字诠释了这一个个"为什么"。希望可以通过这些有趣的问与答，扩展大家对人体方面知识的了解，迈出了解自身的第一步。现在，就让我们一起走进人体的世界，一起探索其中的奥秘吧！

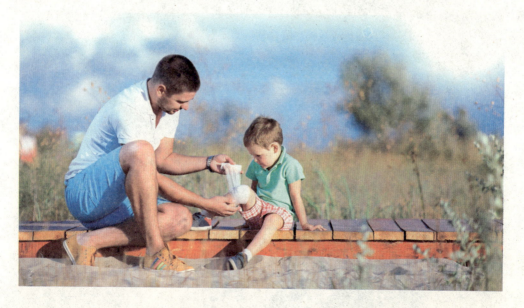

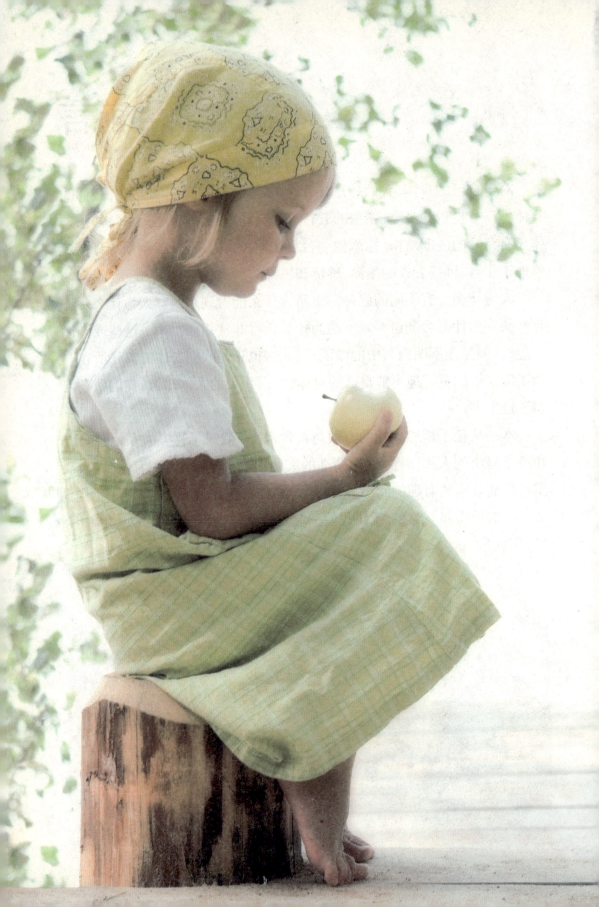

目录

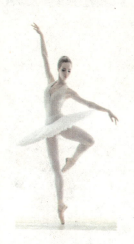

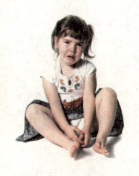

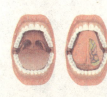

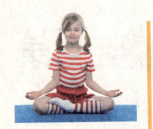

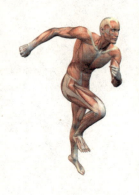

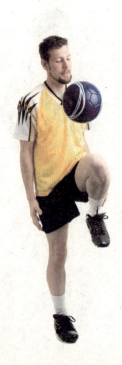

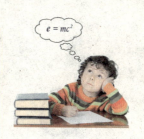

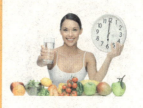

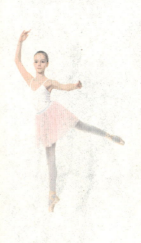

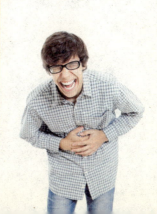

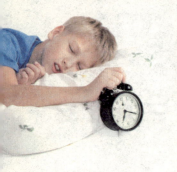

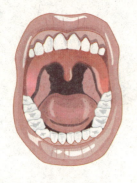

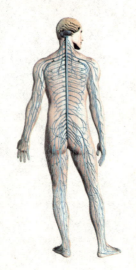

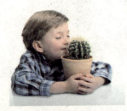

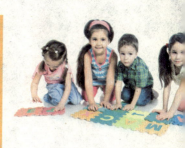

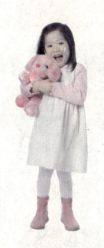

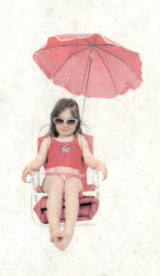

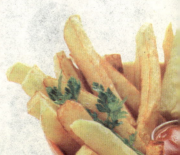

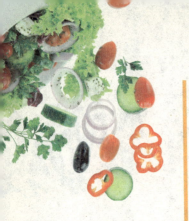

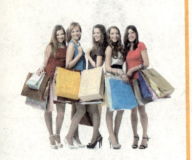

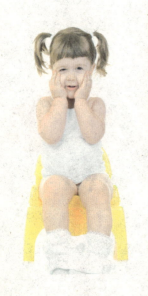

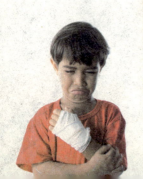

人体是完全对称的吗?

观察周围的人,你会发现每个人都有两只眼睛、两只耳朵、两条手臂和两条腿等,而且左右两部分看上去似乎十分对称。从整个人体的形体构造和布局来说,人体的确是左右对称的。比如我们的面部,以鼻梁为中线,眉、眼、颧骨、耳朵都是左右各一个,连嘴角和牙齿也是对称的呢。人体以脊椎为轴左右对称才能保持两侧的平衡,而这些对称的特点也使人体看上去匀称、美观。

但实际上,人体对称的部分并不是完全一样的,我们的右手就比左手长,而看上去一样的眼睛,左右并不一定一样大小。

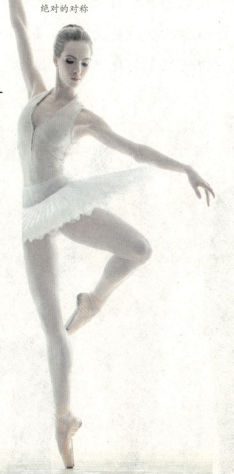

▼从外表上看,人的身体从五官到四肢,具有完美的左右对称性,但其实这并不是绝对的对称

不可思议

人的很多内脏器官也并不对称。大多数人心脏位置偏左,肝脏在右侧,胃和脾在左侧,右肺有三叶而左肺只有两叶。

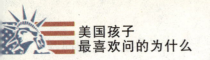
2 人为什么会有不同的肤色？

世界上的人有着不同的肤色，人类的肤色主要有黄色、白色、黑色和棕色四种。根据皮肤颜色的不同，分布在世界各地的人被分为三大人种，即黄种人、白种人和黑种人。

在人体中存在着一种被称为黑色素的色素细胞，不同种族之间和同种人之间肤色的不同，只是由于皮肤中黑色素的含量不同而已。黑色素是一种不含铁质的黑色或棕色颗粒，所有的人都具有数目大致相同的这种特异细胞，只是在黑种人中这种细胞的功能更为活跃，因而产生更多的黑色素。另外，不同人种的肤色也与遗传基因有关。

▼ 不同肤色的人

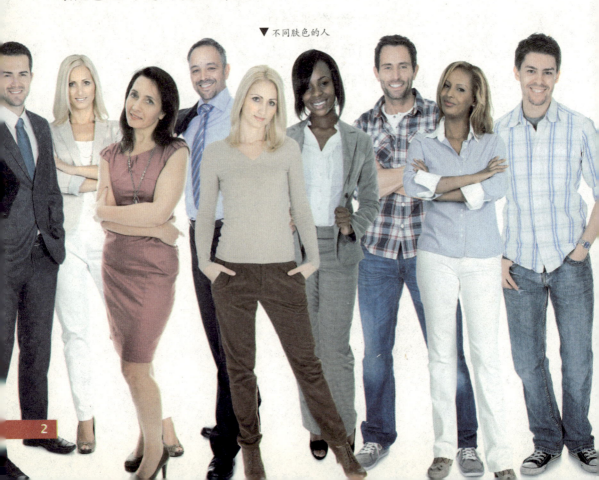

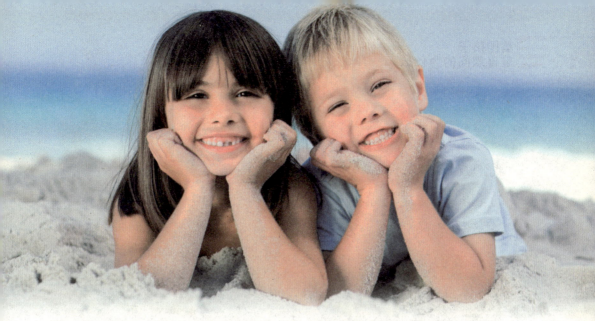

▲ 儿童的皮肤比较娇嫩，因此注意不要长时间在阳光下暴晒

3 为什么晒太阳久了皮肤会变黑？

　　夏天去露天游泳场游泳，回来之后就会发现皮肤被晒黑了。为什么会有这样的现象呢？

　　原来，黑色素不仅决定皮肤的颜色，还在皮肤深层形成阴影，起着保护皮肤的作用。太阳光中含有大量的紫外线，紫外线具有较强的杀伤力，能损伤皮肤。为了抗拒紫外线对皮肤的辐射，皮肤就会生成大量的黑色素来吸收紫外线，如果暴晒时间过长，会引起大量黑色素沉积在表皮层中，所以皮肤就会变黑，这也可以被看成是皮肤对环境的适应性表现。

关于紫外线……

紫外线并不只是对人类有害处，它也有好的地方。紫外线可以杀毒，据测试，在紫外线辐射最强烈的中午，空气中的细菌比早晨和晚上减少了3倍。紫外线不仅能够减弱病毒、细菌的毒性，甚至还能够杀死它们。

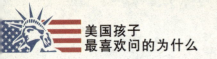

4 为什么人会出汗?

我们皮肤的表面长着许许多多的毛孔,表皮与真皮之间还有着数不尽的汗腺。在夏天天气非常炎热或是剧烈运动之后,人的体温会升高,血管扩张,毛孔张开,汗腺大量分泌汗液,汗液通过毛孔排出体外,蒸发后带走了体内多余的热量,人就有出汗的感觉了。

关于皮肤……
人体皮肤有三层,最外面的是表皮,最里面的是皮下组织,夹在中间的是真皮。表皮是皮肤的浅层结构;真皮比较厚,富有弹性和张力;皮下组织里聚集着大量脂肪,能减轻来自人体外部的各种碰撞或挤压,保护内部器官。

出汗是人体散热的主要方式。人体的正常温度一般在37℃左右,如果超过了这个温度,人体内过多的热量不能及时地排出体外,人就会有头痛、恶心、心跳加快等各种不舒服的感觉。因此,适当地出汗对人体健康是有好处的。

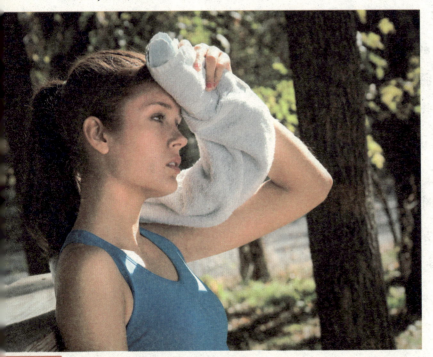

◀ 出汗是人体排泄和调节体温的一种生理功能

5 为什么手指长时间泡在水里皮肤会变皱？

人体皮肤表层有一层叫脂质的物质，它不仅能把细胞连接起来，还是阻挡水分通过的良好屏障。当手泡在水里时，水分只能透过脂质一层层往皮肤里突破。这会导致脂质内外层细胞吸水后的膨胀程度有差异，并使最外层皮肤细胞处于挤压之下，从而发生皮肤起皱现象。

6 皮肤为什么有时会起鸡皮疙瘩？

当人在受到惊吓或者寒冷的时候，身上就会起鸡皮疙瘩。这是因为我们身上每根汗毛的下面都有一种小肌肉，叫作立毛肌，这种肌肉控制汗毛的运动。

▲ 鸡皮疙瘩

当冷空气袭击皮肤表面时，皮肤表面的温度感受器立刻把消息传给大脑。大脑就像司令员一样发布命令，收缩皮肤上的汗毛孔。这时，汗毛下的立毛肌也开始收缩，汗毛就一根根竖了起来，皮肤表面就会凸显出一个个密密麻麻的小疙瘩，它们可以阻止体内热量的散失。因为此时皮肤的状态很像去了毛的鸡皮一样，所以人们将其称为"鸡皮疙瘩"。

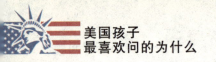
7 为什么老人的皮肤会很皱？

皱纹的出现与人的年龄、脸部的表情肌以及重力有关。当表情肌收缩时，皮肤会跟着收缩而出现皱纹。人在年轻的时候，皮肤富有弹性，收缩后会很快复原，所以少有皱纹。而人衰老了以后，皮肤会失去弹性，所以皱纹也更深、更多。也正是如此，老人的皮肤总是会很皱。

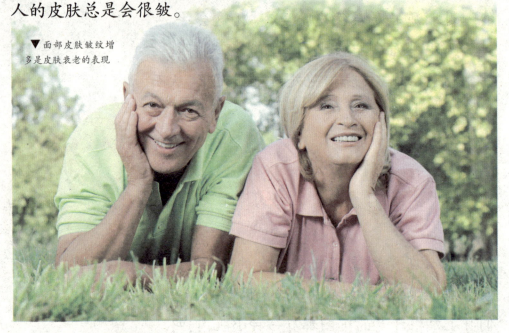

▼面部皮肤皱纹增多是皮肤衰老的表现

8 人为什么有冷和热的感觉？

人之所以会有冷和热的感觉，与皮肤的作用有着千丝万缕的联系。在人体的皮肤内部，分布着大量感受温度的感受细胞。感受细胞可分为两大类，其中一类专门感受冷，另一类专门感受热。当皮肤受到温度变化的刺激后，这些感受细胞马上会兴奋起来，并把接收到的信息通过神经传送到大脑，人就有了冷热的感受。

9 脸上长雀斑是怎么回事?

雀斑是一种浅褐色的小斑点,常出现于前额、鼻梁和脸颊等地方。如果皮肤中的代谢废物、有害物和过量的黑色素不能在人体的正常代谢过程中排出去,就会逐渐堆积在脸上形成雀斑。通常18岁以前长的雀斑,都被认为是遗传因素造成的。

▶ 一些小孩在很小的时候脸上就长起了雀斑,而且多集中在鼻子四周,雀斑在孩子白皙的脸上非常显眼,影响着面部美观

10 为什么有的人身上会有胎记?

胎记是人体皮肤组织在发育时因为异常增生,而在皮肤表面产生的形状和颜色都异常的色斑。胎记可以在出生时出现,也可能在初生几个月后才慢慢浮现。大多数胎记会在宝宝出生几年内消退,但也有一些会给人体带来恶性病变,这种情况下就需要积极治疗。

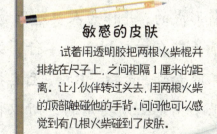

敏感的皮肤
试着用透明胶把两根火柴棍并排粘在尺子上,之间相隔1厘米的距离。让小伙伴转过头去,用两根火柴的顶部触碰他的手背。问问他可以感觉到有几根火柴碰到了皮肤。

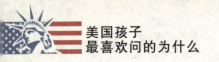
11 人为什么爱用右手?

对这个问题,许多人常常会认为这是我们从小到大养成的习惯形成的,其实这只是一方面,之所以会这样还与我们大脑左右半球的功能分工有关。人的右手归左半球大脑指挥,左手归右半球大脑指挥。由于人们经常使用右手,渐渐地大脑左半球的活动也变得复杂一些,而这又反过来促使人们更频繁地使用右手。

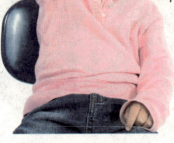

▲ 使用右手是大多数人的习惯

人体数字

有人估计,人的双手能做出上亿个动作。人的一生中除了睡觉以外,双手几乎从不休息,手指屈伸至少2500万次。

12 为什么手指的长短会不一样?

由于人的五根手指长短不一,非常灵活,因此使用各种东西就会更快捷、更方便、更准确。这是人类的祖先在进化过程中逐渐形成的,并作为人类基因遗传给现在的我们。早期的人类由于长期在树与树之间攀行,经常抓取食物,食指、中指、无名指三根手指是必须要用的,所以特别发达。

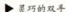

▶ 灵巧的双手

13 为什么拇指只有两节？

因为这种结构对大拇指最适宜。人的其他手指下端都连着一根掌骨，能对手指的活动起到支持作用。而大拇指下端缺少掌骨，于是原本的第三节指节就下移，成了掌骨的一部分。事实上，大拇指与其他四指互相配合才能让手灵活地工作，如果大拇指和其他手指一样拥有三节，那么它就可能软弱无力，无法胜任力量较大的动作。

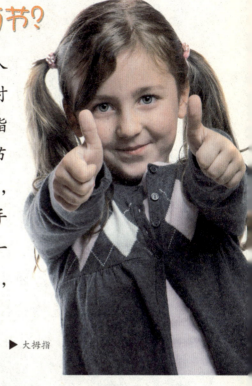

▶ 大拇指

14 脚趾为什么没有手指灵活？

人手指的五根指头是分开的，而且拇指和其余四根指头形成一个"虎口"，这样的结构便于我们用手来抓、握、捏东西，手指因此很灵活。而双脚除了走路之外，没有手做的事情多，脚趾不常活动，而且脚趾头整体比较短，再加上是并列在一起的，所以没有手指灵活。

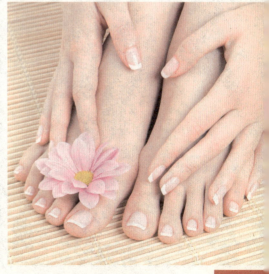

▶ 脚趾与手指比起来，显得短多了

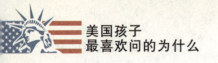
15 为什么每个人的指纹会不一样?

指纹就是手指上的花纹,它是由长短、粗细、形状和结构各不相同的纹线组成的。指纹一般分为斗形、箕形和弓形三

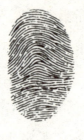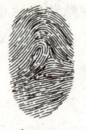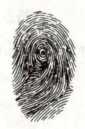

▲ 指纹

种类型。斗形纹由许多同心圆或螺旋形纹线组成;箕形纹是朝一边开口的,如同一个簸箕;弓形纹就是纹形好像弓一样。

指纹是由遗传基因决定的,在胎儿出生前一个月左右就形成了。由于人的遗传特性,所以每个人的指纹各不相同。据科学家统计,世界上到现在还没有发现两个完全相同的指纹。指纹的类型可以遗传,但兄弟姐妹间的指纹只是比较接近,就是双胞胎之间也有所差异。

◀ 虽然指纹人人皆有,但各不相同,家人之间也不相同

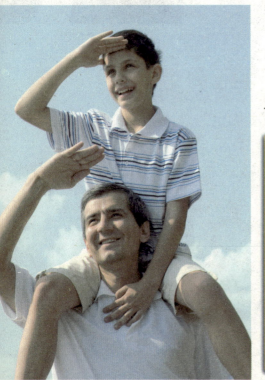

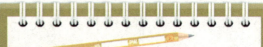

观察指纹

1.用手指蘸印泥将指纹印在纸上,辨认自己的手指类型,找找看,你有几根手指头的指纹是斗型的,有几根手指头的指纹是箕型的。

2.用放大镜仔细看看自己的指纹,然后再去照照爸爸妈妈的手指,看看你跟爸爸妈妈的指纹有什么不同。

16 指纹是怎么形成的呢?

皮肤在发育过程中,虽然表皮、真皮和皮下组织都在共同成长,但较为柔软的皮下组织比相对坚硬的表皮要长得快,因此会对表皮不断产生向上顶的压力,使得长得较慢的表皮不断向内收缩塌陷,逐渐变得弯曲并有了皱褶,以缓解皮下组织施加的压力。在这样两个方向不同的压力作用下,表皮就会长得弯弯曲曲、凹凸不平,从而产生指纹。

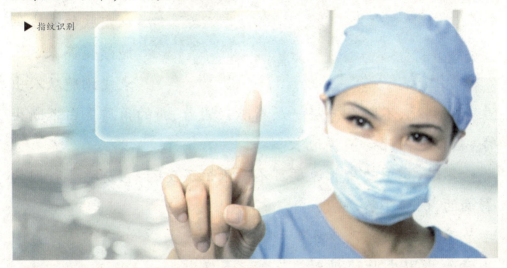

▶ 指纹识别

17 人的指纹有什么用?

指纹上的小颗粒很敏感,它使我们感知物体的软、硬、冷、暖,还可以增加皮肤的摩擦力,使我们牢牢地抓住东西。由于每个人的指纹独一无二,终生不变,因此可以作为识别身份的个人特殊标记。比如通过比对指纹进行犯罪侦查,用指纹来代替人工密码作为银行卡密码以及指纹考勤机等,都是利用指纹的这一特点来工作的。

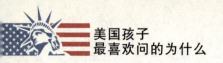

18 为什么指甲剪掉后还会再长?

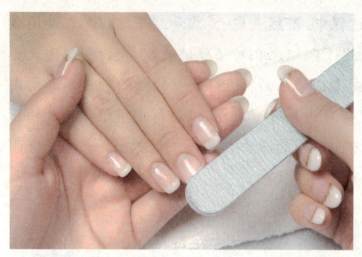

▲ 现在一些时尚的女性都喜欢美甲,把指甲修饰得很漂亮

在每一根手指的指尖处,都有一个叫作甲根的地方。这里富含一种硬角质蛋白,这种蛋白是从皮肤的表皮细胞演变而来的。表皮细胞从人出生一直到死,不断在一层一层新陈代谢着,新的角质蛋白不断生成,指甲也因此会不停地长。

不过,指甲的生长速度可不是永恒不变的,它是受各种因素影响的,例如年龄、健康、季节等。一般而言,少年儿童的指甲生长速度最快,成人其次,老年人最慢。营养好、健康强壮的人指甲长得快,身体有病的人指甲长得慢,夏秋季的指甲比冬天的指甲长得快一些。

关于指甲半月……

指甲的根部有半月形的乳白色部分称为指甲半月,这儿的指甲形成不完全,未充分角质化。指甲半月与指甲的其他部分相比有些柔软,与下面的连接也不完全。指甲半月的状况显示出人体健康状况的信息,所以也被称为健康圈。

19 剪指甲为什么不会感到痛?

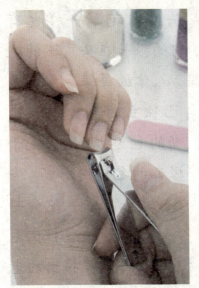

剪指甲时不会感到痛,其实道理和剪头发是一样的。不论是我们的手指甲还是脚趾甲,实际上都是由一种硬角质蛋白组成的。这种蛋白是从表皮细胞演变而来的,同样不含有神经组织,所以即便是指甲被剪断了,我们也没有疼痛感。

◀ 指甲长了就应该及时修剪,但并不是剪得越短越好

20 为什么人会长指甲?

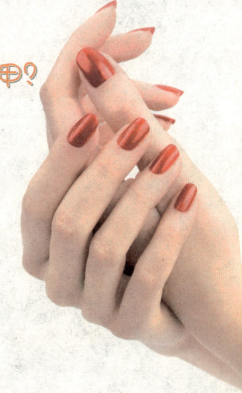

指甲是人体皮肤的角质化形成的,或者可以说它也是皮肤的一部分。有了指甲,我们富含神经的娇嫩的指尖就可以受到保护,以免受伤害。指甲还有许多用处,像撕掉标签、弹拨琴弦、挠痒痒等。此外,指甲又是手部美容的重点,漂亮的指甲能够增添女性的魅力。

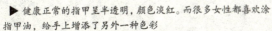

▶ 健康正常的指甲呈半透明,颜色淡红。而很多女性都喜欢涂指甲油,给手上增添了另外一种色彩

21 为什么头发掉了还能长出来?

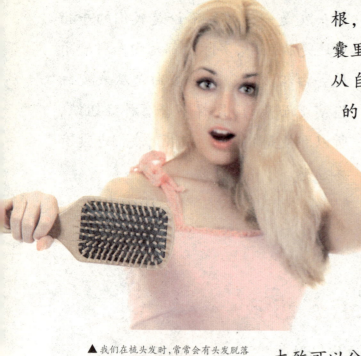

▲我们在梳头发时,常常会有头发脱落

不可思议
头发如果不剪掉,它可以长到1米左右。而有些人的头发生长速度更快,生长时间也更长,能长到5米呢!

头发像花草一样也有根,它的根长在头皮下的毛囊里。人体的每根毛发都是从自己独立的毛囊中长出的,新的毛发细胞会在毛干根部的毛囊内形成。当细胞形成时,它会将老的细胞推出毛囊。被推出的老细胞由此死去,新细胞则会长成新头发。

头发从长出到脱落,大致可以分为三个阶段,即生长期、退行期和休止期。每根头发的时间都不同,大约生长2~6年便进入休止期,之后头发就慢慢脱落了。正常人每天要脱落约100根头发,同时还会有数量差不多的新头发长出来。因此,头发的数量基本是保持平衡的。

22 为什么有人天生直发，有人天生卷发？

直头发和卷头发都是由 DNA 决定的，或者说是天生的，都可以称为正常现象。

毛囊是头发的生产车间，头发在这儿被生产出来。无论是直发还是卷发，这两种形状主要都是受头发根部毛囊形状的影响。如果毛囊的形状是圆的，

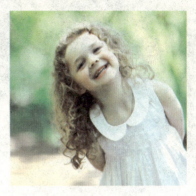

▲ 卷头发的小姑娘

那么长出来的头发也呈圆形，头发就又直又柔顺；如果毛囊的形状是椭圆形或细长的，那么长出来的头发便是椭圆形或扁平的，头发就是卷曲的。

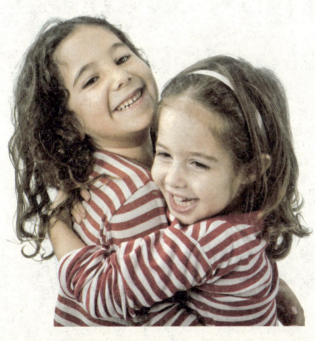

大部分卷头发的人都是天生的，但是后天也有很多因素会影响毛囊的形状。如果长时间压力太大，心情紧张，情绪抑郁，头皮就会紧缩。而毛囊为了找到生长空间，就会扭曲，长出的头发自然也不会是直的。

◀ 卷发与直发都是由人的遗传基因所决定的

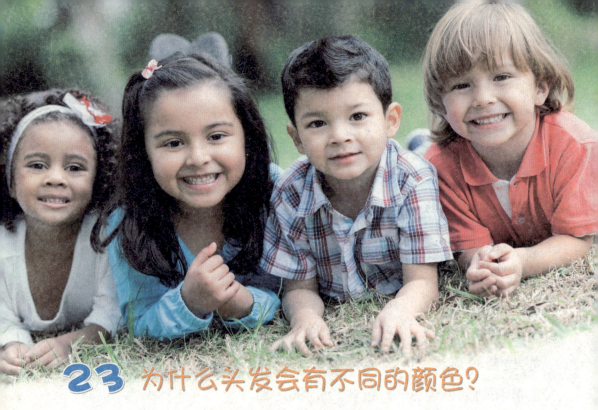

23 为什么头发会有不同的颜色?

头发颜色的形成和变化,主要是头发构成的成分组合在起作用,它受头发所含色素的量、是否有气泡及毛发表皮构造等因素的影响。人的头发以皮质为主,里边有少许髓质。皮质中黑色素越多,细胞之间气泡越少,头发颜色就越黑;反之颜色就会变淡。

形成头发颜色差异的根本原因在于人类的进化和遗传因素,比如黄种人长期生活在阳光充足的热带和亚热带地区,较强的紫外线照射会使皮肤以及毛发中的黑色素含量增多,头发自然就成为黑色的。而西方人大多生活在阳光稀少的寒带地区,受紫外线照射较少,皮肤和毛发内黑色素含量较少,久而久之,就形成了金黄色的头发。

另外,头发的颜色同头发组织中所含金属元素量也有一定的关系。如含有等量的铜、铁和黑色素的头发呈黑色;含钛量大的头发呈金黄色;含铜和钴多的头发呈红棕色等等。

24 头发为什么会变白?

在生活中,我们常常能看到满头银发的老年人。人上了年纪头发之所以会由黑变白,这是因为人的头发中有色素,色素越多,头发看起来颜色就越深。当人到了一定的年纪,头发中就不再产生色素,所以头发就逐渐变白了。

其实,头发中的色素并不是人体内统一产生的,而是每根头发自己生成的。因此,头发变白也不会同时发生,它有一个逐渐变化的过程,白头发会慢慢长出。此外,头发开始变白的年龄也因人而异,一般来说,男人在30岁以后,女人在35岁以后头发中的色素就越来越少了。

关于少白头……

年轻人中间也会有人出现白头发,这种情况并不罕见,这就是俗称的"少白头"。少白头的发生主要是由人体毛发内的色素细胞衰退引起的,它既与遗传和本人的体质因素有关,也与后天的各种因素,比如饮食习惯、疾病等有关。

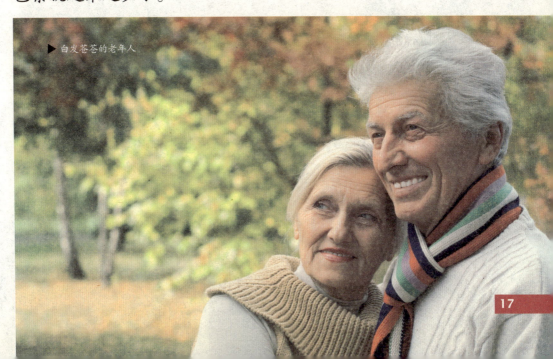

▶ 白发苍苍的老年人

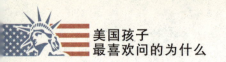
25 人的眉毛只是起装饰作用吗？

眉毛对眼睛有一定的装饰作用，它长在眼睛的上方，在人的面部占有重要的位置，具有美化容貌和丰富人的面部表情的作用。人们常常用很多词语来形容眉毛，如发愁时人们会眉头紧锁，高兴时会眉开眼笑。

然而，眉毛除了美观之外，它的主要功能还是保护眼睛。眉毛也属于人身体毛发的一部分，它在眼睛的上面像一座堤坝一样，被认为是保护眼睛的"卫士"。当我们剧烈运动而满头大汗时，你会发现，汗水会顺着眉毛缓慢地流下来，下雨时情况也一样。眉毛在这时就发挥出了它的作用，它能把汗水和雨水挡住，防止其流入眼眶刺激眼睛，同时也能阻挡眼睛上方落下来的灰尘、异物等。

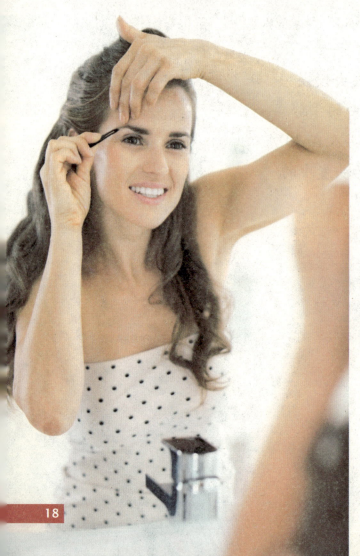

◀ 眉毛不仅有保护眼睛的作用，也是面部的重要组成部分

26 眉毛为什么长不长？

眉毛和头发统称为毛发，它们的根都在皮肤下面的毛囊里。毛囊底部的细胞能分裂、繁殖，因此毛发会不断更换、生长。但是，由于眉毛和头发生长

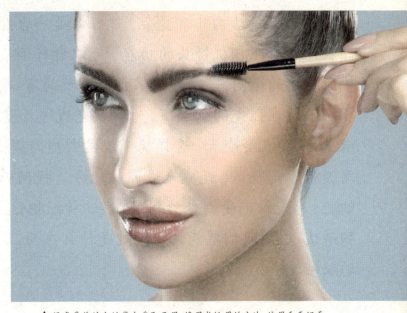

▲很多爱美的女性常会采取画眉、修眉或纹眉的方法，使眉毛更好看

在人体上的部位不同，它们的生长期也就有所不同。

眉毛的生长期较短，每天只能长出0.16毫米，大约生长两个月，然后几天内就会脱落；而头发每天可以长出0.3毫米，差不多能长 2～6 年的时间，停止生长以后的 3～4 个月才脱落。因为眉毛的生长期比头发短得多，所以人们总感觉眉毛长不长。

关于毛发……

人体的每根毛发都是从自己独立的毛囊中长出的，新的毛发细胞会在毛干根部的毛囊内形成。当细胞形成时，会将老的细胞推出毛囊，被推出的老细胞死去，并成为我们见到的毛发。每个毛囊在一定时期内都会制造新的细胞，这个时间段被称为生长期。

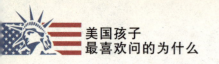

27 眼睛为什么能看到东西？

人的眼睛结构非常复杂，就好像是一台照相机。眼睛中的晶状体具有照相机镜头的功能，可以自行调节焦距。瞳孔相当于照相机的光圈，是一个能够自行调节的窗口，光线能从这里直驱而入。在强光的刺激下，为减少光线进入量，瞳孔会缩小；在暗光下，瞳孔会变大。这样就可以控制视网膜上光线的多少。视网膜就像是胶卷，是感光成像的地方。视网膜上有无数的感光细胞，感光细胞受到光的刺激，通过神经把信号传给大脑，经大脑辨认以后，我们就能意识到这是什么东西，这就是眼睛看东西的秘密。

28 为什么人的眼睛有不同颜色？

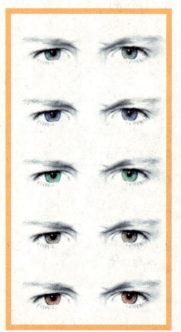

我们通常所说的眼睛的颜色，一般是指眼珠的颜色，也就是角膜后面的虹膜的颜色。眼睛中的虹膜由肌肉、弹性纤维、色素细胞和沉淀在表面的色素构成。如果色素细胞含量少，那么沉淀在虹膜表面的色素也相应会少，于是虹膜就成为灰色或者蓝色；如果色素细胞比较多，则沉淀在虹膜表面的色素也多，于是虹膜就呈现出黑色。

◀ 细胞中色素的含量决定了虹膜的颜色，虹膜颜色不同，决定了眼睛的不同颜色

猜猜看：人体含水量百分比最高的器官是什么？

29 眼睛会随年龄增长而变色吗？

人眼的颜色主要是由眼球虹膜前部细胞中的黑色素来决定的，黑色素含量越多，人眼的颜色就越深，反之越浅。一般情况下，人眼的颜色基本上会保持终生不变，但少数人眼睛的颜色却可以随年龄的增长而发生改变。

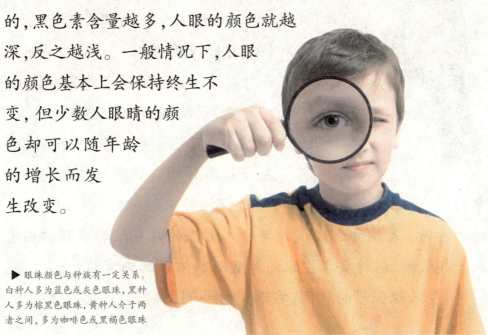

▶ 眼珠颜色与种族有一定关系。白种人多为蓝色或灰色眼珠，黑种人多为棕黑色眼珠，黄种人介于两者之间，多为咖啡色或黑褐色眼珠

30 为什么眼睛能辨别颜色？

人眼睛里的视网膜上，长有一种"视锥细胞"，这种细胞对红、绿、蓝这三种颜色的光有特殊的感觉能力。由于其他颜色都是由这三色光按不同比例混合而成的，所以眼睛能辨别出各种各样的颜色。但是，有些人缺乏辨别颜色的能力，因而被称为色盲。

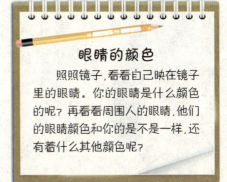

眼睛的颜色

照照镜子，看看自己映在镜子里的眼睛。你的眼睛是什么颜色的呢？再看看周围人的眼睛，他们的眼睛颜色和你的是不是一样，还有着什么其他颜色呢？

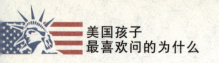

31 两只眼睛为什么总是步调一致?

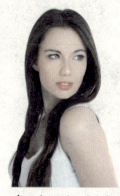

　　我们每只眼睛的外面,都分布着六条起不同作用的肌肉。位于眼睛上面的"上直肌"能使眼球上移,位于眼睛下面的"下直肌"能将眼球向下拉,眼睛内侧的"内直肌"使眼球靠近鼻侧,眼睛外侧的"外直肌"使眼球向耳侧移动。

　　此外,眼睛上、下还各有一条"上斜肌"和

▲眼球一致朝一个方向

"下斜肌",能使眼球转动。当眼球要转向某一方向时,大脑便会发出指令,通过视神经来调控它们。如眼睛要向右看时,大脑会通过视神经通知右眼的外直肌和左眼的内直肌一起收缩,同时要求左眼的外直肌和右眼的内直肌一起放松,这样,左眼就会移向鼻侧,右眼移向耳侧,我们就向右看了。

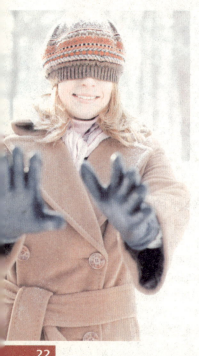

32 为什么闭上眼睛后仍能感受到光?

　　有观点认为,由于我们眼睛上方的眼睑并不完全隔光,所以当我们闭上眼睛后,虽然眼睑阻拦了大部分的可见光,使我们看不见东西,但是一些波长较长的光仍然可以穿透薄薄的眼皮,并投射到视网膜上使得视觉神经感受到,从而使我们感受到光的存在和变化。

33 人为什么要眨眼睛？

其实，眨眼睛是人体自身对眼睛的一种保护。如果一直不眨眼睛，我们的眼睛就会又干又涩。人在眨眼睛的时候眼皮会把眼泪均匀地涂抹在眼球的表面，防止眼球干燥，保持眼睛湿润，还可以帮助眼睛冲洗掉灰尘，维持眼球表面的清洁。而且，眨眼睛也可以放松眼部肌肉，使它得到休息。

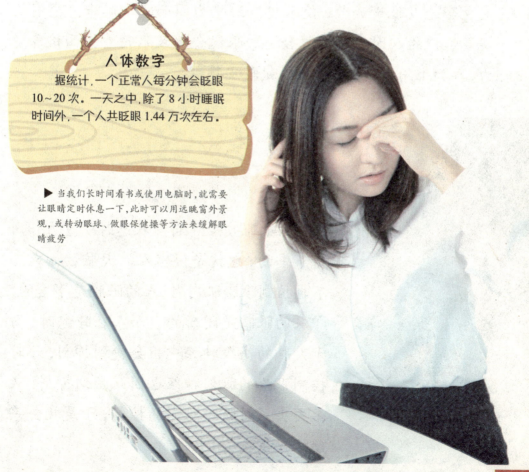

▲ 人在眼睛不舒服时，常会自然地用手去揉

人体数字

据统计，一个正常人每分钟会眨眼 10~20 次。一天之中，除了 8 小时睡眠时间外，一个人共眨眼 1.44 万次左右。

▶ 当我们长时间看书或使用电脑时，就需要让眼睛定时休息一下，此时可以用远眺窗外景观，或转动眼球、做眼保健操等方法来缓解眼睛疲劳

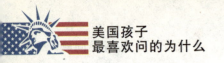
34 眼皮为什么会跳?

眼皮是人们对眼睑的俗称,有时候眼皮会不听话地跳动起来,这是怎么回事呢?

原来,在我们的眼睑周围分布着一些特殊的肌肉组织。眼皮跳的时候,眼轮匝肌和上睑提肌会突然兴奋,并一阵阵收缩抽动,这就引起了我们所说的眼皮跳。

眼皮之所以会跳,通常情况下是由于眼睛疲劳、精神过于紧张或者劳累引起的。比如长时间看书、看电视等。有时睡眠不足也会造成眼睛疲劳,使眼皮感到吃力因而跳动起来。患有近视或远视的人因为没有戴合适的眼镜会导致眼睛看东西格外费力,再加上用眼过度,也会引起眼皮跳。

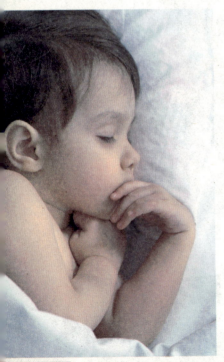

35 人睡觉时为什么会闭上眼睛?

人的眼皮处于自然状态时受重力作用是下垂的,也就是说当人的大脑放松或者不再控制眼睑肌肉时,人的眼睑是下垂的,即人的眼睛是闭着的。而人在睡觉时,由于大脑的高级神经中枢会受到抑制,此时控制眼睑的肌肉神经也因此受到抑制,从而失去了对眼睑肌肉的控制,于是就会导致眼皮下垂,闭上眼睛。

36 睫毛有什么用处?

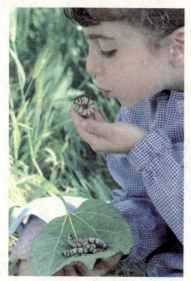

▲ 细长、弯曲、乌黑而富有活力的睫毛对眼型美,以致整个容貌美都具有重要的作用

　　位于眼睛上下眼睑边缘的眼睫毛就好像整齐的卫士,忠于职守地保护着我们的眼睛。人们将睫毛称作眼睛的第二道防线一点不为过,当任何东西要接近眼睛时,首先要经过睫毛这一关。外界物体触碰到睫毛时会立即引起人的闭眼反射,从而保护眼球不受外来侵犯。除此之外,睫毛还能遮光、防止异物进入眼睛。

▶ 睫毛有美化眼睛的作用

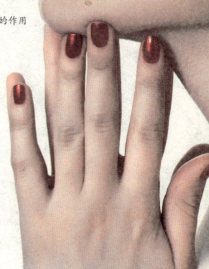

关于睫毛……
　　睫毛在人体毛发中,生命算是比较短的,它的平均寿命只有 3~5 个月,虽然能不断更新但是长度有限。一根发育中的睫毛,自拔除后一周内即可长出 1~2 毫米,大约 10 周后,就能恢复到原来的长度。

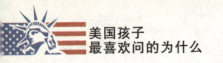
37 为什么泪水是咸的?

当我们伤心流泪的时候,偶尔眼泪会流到嘴里,这时我们会发现眼泪竟有股咸味。难道眼泪里有盐吗?其实,我们流出的泪水里的确含有许多盐分。

眼泪是一种透明的无色液体,它的组成成分中绝大部分是水,并含有极少量的固体物质,这些物质中又有一半以上是盐。原来,盐在人体内分布很广,有的分布在细胞内的液体中,有的在细胞外的液体中,如血液、汗水、唾液等,到处都有它的踪迹。眼泪就是用血液做原料,由泪腺加工制造出来的,自然也就含有盐。也正是如此,眼泪才有了咸的味道。

> **关于眼眵……**
> 在我们的眼睑里,有一块像软骨一样的东西,叫"睑板"。睑板由许多睑板腺组成,睑板腺会不停分泌出一种像油脂一样的液体,来保护眼睛。夜晚,这些液体会和白天进入眼睛的灰尘等杂物混在一起,最终在眼角边形成眼眵。

◀ 科学家在分析眼泪时发现里面含有一种导致痛苦的化学物质。当人在哭的时候把它排泄出来,可能会减轻一些痛苦

38 眼泪有什么作用?

人们在难过时、悲哀时会流泪,高兴时、激动时也会流泪,流眼泪可以帮助我们宣泄不良情绪。另外,当我们的眼睛落入灰尘等异物时,也会产生大量的眼泪,眼泪可以把异物冲出来,从而保护眼睛。实际上,许多科学家认为眼泪是人体清理废物的一种方法,就像流汗和排泄一样。

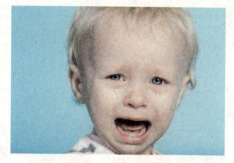

▲ 哭经常也是婴幼儿情感的一种自我表达方式

39 为什么切洋葱时会流眼泪?

能让我们流泪的并不是洋葱的气味,而是它散发出来的气体。当我们把洋葱切开或剥开时,因为破坏了洋葱细胞,这时它会释放出一种可生成刺激性气体的酶。这种气体接触到眼睛后能和眼泪反应,生成硫磺酸,这种酸会刺激眼睛分泌更多的眼泪。

▶ 切洋葱时,由于洋葱有一种挥发物质,常使切它的人流泪

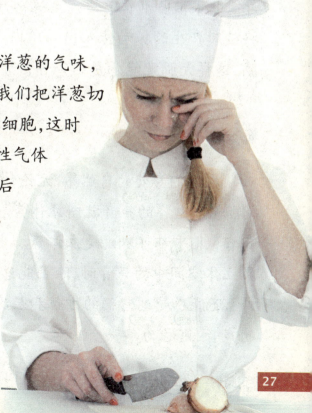

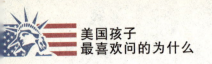

40 为什么耳朵能听到声音?

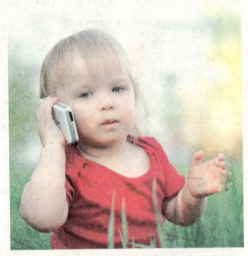

▲ 我们可以借助耳朵听到美妙的声音

耳朵是人体的听觉器官,那么,它是怎么听到声音的呢? 这要从耳朵的构造说起。

耳朵是由外耳、中耳和内耳三部分组成的。外耳包括耳郭、外耳道和鼓膜,当外界的声音从耳郭进入, 顺着外耳道往里走时,震动了鼓膜,声音就会变大。外耳就像是收音机的天线,能把外界的声音汇集起来, 送到中耳。中耳相当于一个传声系统,它的三块听小骨能接收声音,并将鼓膜产生的振动传入内耳。内耳收到信号,通过神经传给大脑,这样大脑就能感受到声音信号,我们也就能听到声音了。

41 人耳听到的声音都是立体声吗?

在我们身处的自然界,无论什么样的声源,都会有确定的空间位置, 这样的声音就叫立体声。我们所听到的自然界的一切声音,几乎都可以说是立体声。当我们直接听到这些来自自然界立体空间中的声音时,除了能感受到声音的响度、音调和音色外,还能感受到它们的方位和层次。但通过录音技术重新播放的声音,则称为单声。

42 为什么耳朵能帮助身体掌握平衡？

这是因为，内耳里的半规管、椭圆囊、球囊合称前庭器官，是人体用来感受身体是站着还是坐着，是向左走还是向右走等运动状态，以及头部是朝上还是朝下等空间位置的感受器。它们会和大脑一起帮助人体保持身体平衡。

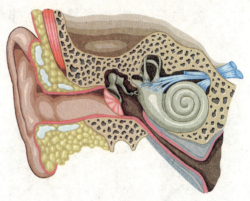

▲ 耳内部的前庭和半规管具有感知头部运动和位置的功能，是人的平衡觉和头部本体觉感受器

43 耳朵嗡嗡作响是怎么回事？

这是耳鸣的表现。耳鸣有的由耳疾引起，但当人的口腔、咽喉部肌肉发生痉挛时也会引起耳鸣，这种耳鸣自己能听见，别人同时也能听见。还有一种耳鸣是由耳朵邻近的大血管血液流动时发出的，这种耳鸣往往与脉搏的跳动表现一致。

▶ 耳屎带有一种特殊的苦味，使一些贸然钻入耳朵的小昆虫闻而却步，所以不要经常掏耳朵

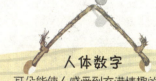

人体数字
耳朵能使人感受到充满情趣的有声世界。有趣的是，人的年龄越大耳朵就越长，平均每 10 年耳朵长 2.2 毫米。

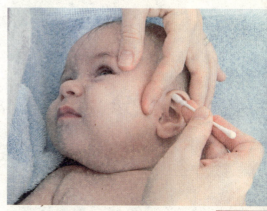

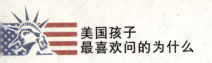

44 为什么嘴唇是红色的?

脸部是人体非常重要的部位,人的五官都长在脸上。这些部位都有大量的血管,有血液流过。人体各个部分皮肤的厚度并不相同,脸部皮肤最为娇嫩,而嘴唇则是脸部最敏感和柔软的地方,皮肤特别薄。因为嘴唇上分布着丰富的毛细血管,再加上嘴唇上的皮肤又是透明的,所以皮肤下面鲜红的血液就能透出来,使嘴唇呈现出红色。

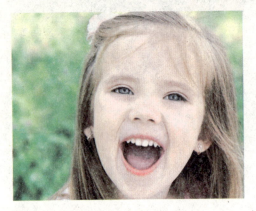

▲ 正常唇色多为粉红色

45 口腔里面有没有细菌?

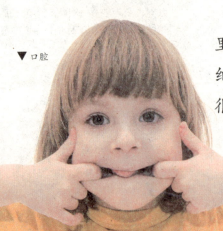

▼ 口腔

细菌几乎无处不在,所以口腔里面当然也会有细菌。口腔中的细菌比起人体外部的细菌数量少很多,但种类却不少。由于这些细菌会相互抑制对方的大量繁殖,在一定程度上控制了口腔内细菌的数量,所以我们不至于生病。

猜猜看:人体最灵活的肌肉是什么?

46 为什么舌头能尝出味道？

对着镜子伸出舌头，就可以看到上面长满了小疙瘩似的东西，这叫作舌乳头。在舌乳头里有许多味觉感受器，叫作味蕾。味蕾里又有许多味觉细胞，专门负责品尝味道。当味觉细胞受到各种味道的刺激时，神经会把信息传送给大脑，于是就形成了味觉，人也就知道自己嘴里吃的食物是什么味道了。

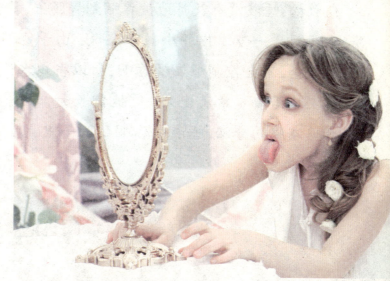

▶ 我们的舌头不仅有感受味觉和辅助进食的作用，还是语言的重要器官

47 味盲是怎么回事？

味盲是对某种特定物质缺乏辨别能力的一种现象，并不是对所有味道都无法识别。人的味觉可以遗传，味盲因此被认为是一种遗传病，另外后天原因也可能会造成一些人的味觉器官受损，从而产生味盲。

关于味觉细胞……

味觉细胞分为酸、甜、苦、咸四种类型，它们分布在舌头的不同部位上。舌头对甜味最敏感，舌根处的味蕾感觉苦味最灵敏，而舌的两侧最擅长感觉酸味。而其他的各种味道，如辣、涩等都是这四种味道混合而成的。

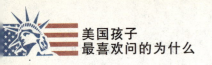
48 为什么小孩子爱流口水？

所谓"口水"就是唾液，在正常情况下，口腔里的唾液只有极少部分能从嘴里溅出来，或随着说话、唱歌或吃食物时被蒸发掉，绝大部分都被吞咽到胃肠里了。如果睡觉时张着嘴巴，全身肌肉放松，唾液没有及时地被吞咽到胃肠里，就会顺着嘴角流出来。

对于一岁以内的小孩子来说，由于他们吞咽口水的功能尚未健全，不会控制唾液的吞咽，所以当口水大量分泌时就会不由自主地沿着口角流出来。等他们长大，学会了控制吞咽以后，随着唾液腺的分泌，唾液被吞咽到肚子里，就不会流口水了。

▼ 流口水的婴儿

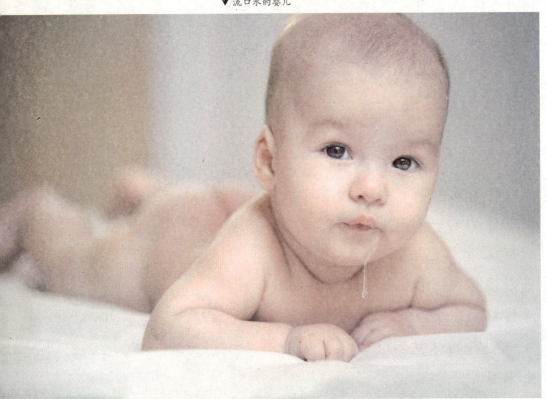

49 唾液是怎么形成的?

唾液主要由唾液腺分泌，人体有多个唾液腺，小唾液腺分布在口腔各部位的黏膜中，有唇、颊、舌、腭四种腺体；大唾液腺有腮腺、下颌下腺和舌下腺。腮腺、下颌下腺和舌下腺是主要的唾液分泌器官，分泌的同时会受到大脑皮层的控制，也会受到饮食、环境、年龄以及情绪或唾液腺病变等影响。

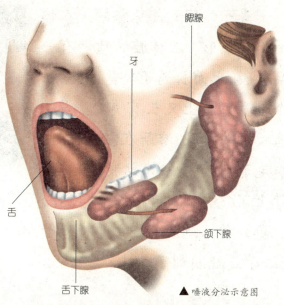

▲ 唾液分泌示意图

唾液的基本生理功能是湿润和清洁口腔，消灭产生齿垢的细菌，溶解有害于牙齿的物质，软化食物以便于吞咽，还能分解淀粉，有辅助消化的作用。如果唾液中的淀粉酶减弱，就会影响人体对食物的消化，并由于无法保护胃黏膜免受胃酸损害，从而容易引发胃肠炎或溃疡。

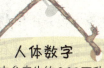

人体数字

人一生中会产生约 2.36 万升唾液，足够装满两个奥运会游泳池。在 24 小时内，一个人吞口水的次数大约为 580 多次。

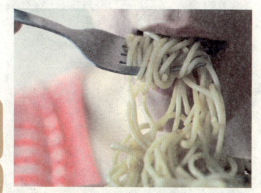

▲ 我们在吃东西时，唾液能够使食物变软而容易咽下

50 为什么鼻子能闻到气味?

鼻子能闻到气味靠的是人体
的嗅觉器官。在鼻腔的顶部有一
块黏膜,上面长满了嗅觉细胞,每
个嗅觉细胞上又长有嗅毛。当气
味被吸入鼻腔,溶解在黏液里时,
嗅毛和带有气味的黏液接触后,

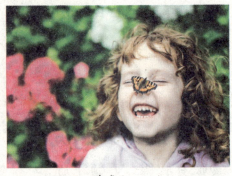

▲ 鼻子

带上了气味,随后把气味传送给了鼻腔内的嗅觉细胞。嗅觉细
胞受到气味刺激后,立即将感受到的刺激传递到大脑的相应部
位,于是就闻到了气味。

51 嗅觉会发生改变吗?

嗅觉在人的成长过程中,会随着年龄的增长发生变化。婴儿
出生时已有完整的嗅觉反应,所以对刺激的气味,如风油精、已尿
湿的尿布会有讨厌的表情。许多研究表明,我们辨别各种气味的

能力随年龄的增长而衰退。人
类嗅觉的最佳时期是20～40
岁,50岁以后会出现轻微的衰
退,70岁以后会有明显的衰
退,而这种变化可能与嗅觉中
枢神经的变化有关。

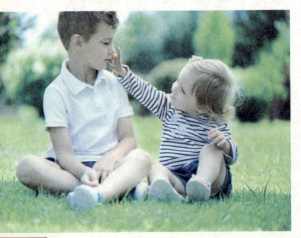

◀ 正是有了鼻子的帮助,我们才能够闻到各种不同
的气味

52 为什么感冒时鼻子会不通气?

鼻子里的鼻黏膜经常会分泌出少量的黏液,这就是我们所称的鼻涕,平时由于蒸发掉了,人们就感觉不到。感冒的时候,鼻黏膜发炎,上面的毛细血管扩张、组织肿胀、分泌物随之增多,这会使出入鼻腔的气体受到阻碍,于是鼻子就不容易通气了。

人体数字

人的鼻子里约有 1000 万个嗅觉细胞,平均每个能嗅出 4000 种气味,个别香水鉴别专家最多可嗅出 1 万种气味.

53 为什么哭的时候会有鼻涕流出来?

这是因为人的五官是通过一些特殊管道连在一起的,眼泪由泪腺分泌出来后,先经过上下泪小管进到泪囊,再经过鼻泪管,最后进入鼻腔。平时,泪腺分泌的眼泪比较少,我们感觉不到鼻腔里有眼泪。当泪腺分泌量过多时,流进鼻泪管里的眼泪就会顺着鼻腔流出来,大量的眼泪还会刺激鼻黏膜分泌鼻涕,于是就会出现一把鼻涕一把泪的现象。

▶ 当小朋友流鼻涕时,应该用纸巾、手帕等来擦拭,养成良好的卫生习惯

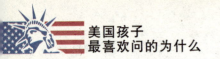

54 人为什么会打喷嚏?

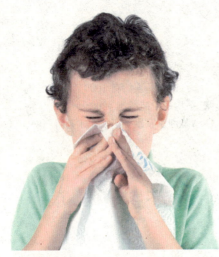

▲ 人感冒时,打喷嚏会比较频繁

打喷嚏就是由肺部冲出一股气流,把进入鼻子里的异味或病菌排出鼻腔。在我们的鼻黏膜上有许许多多非常敏感的神经细胞,当空气中的异味或异物进入鼻子里的时候,神经细胞立即通知大脑下达关闭气管、紧紧收缩肺部、增大肺部压力的命令。当肺部的压力达到一定值时,肺部的空气就会冲出紧闭的气管和鼻腔,带走异物。

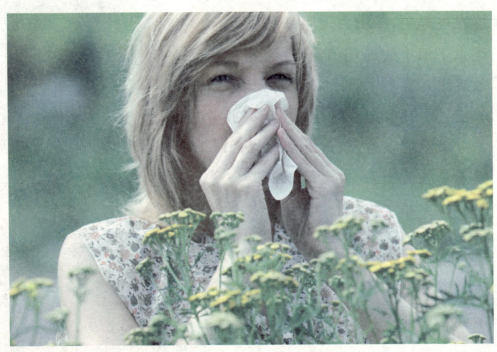

▲ 对花粉过敏的人,常常也会有打喷嚏的症状

55 为什么人会流鼻血?

流鼻血的原因很多,鼻外伤或者受酸、碱异物的损伤,日晒过热、饮酒过多等都可能会引起流鼻血。偶尔流鼻血虽然不是什么大问题,但经常性地流鼻血就很可能是心血管系统、内脏器官、各种感染、血液疾病或其他疾病的并发症。鼻子出现病症,一般来说,与肺和肝等部位出现异常有着很大的关系。当人的气血上升,特别是肺气较热时,就会流鼻血。

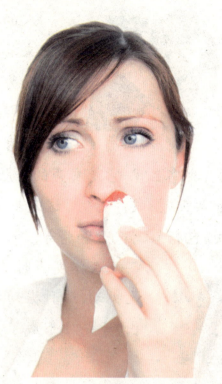

▲ 流鼻血

流鼻血时,一般人都习惯于将头向后仰,鼻孔朝上。不过有观点认为,这样不但不易止血,后仰姿势还会使鼻腔内已经流出的血液,因姿势及重力的关系向后流到咽喉部,再被吞咽入食道及胃肠,刺激胃肠黏膜产生不适感或呕吐。

人体数字

当人打喷嚏时,空气穿越餐桌的速度可以达到177千米/小时,相当于英国驾车极限的一半。

56 人为什么能发出声音？

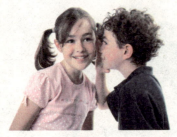

▲ 说悄悄话

人的发声过程主要由人体中的以下器官来共同协作完成：呼吸器官，它是发声的动力器官，由肺、胸廓和横膈膜、呼吸肌肉、支气管和气管组成；振动器官，它是声源器官，由喉咙及其肌肉、软骨和声带组成；共鸣器官，它是发声的声腔器官，包括喉腔、咽腔、鼻腔、口腔和共鸣室；咬字器官，这是我们的语言器官，起着咬字吐字的作用，包括唇、齿、舌和腭等。

人体发声时，声带的张紧在气息的冲撞下产生振动，这种振动再经过喉、咽、口、鼻腔的共鸣发出，于是便形成了声音。

57 为什么每个人的声音都不一样？

因为每个人的声带特征不一样，震动时的频率会有差异，所以发出的声音会在音色、音量等方面有所不同，这就使得每个人的声音各不一样。由于每个人都有独特的声音，因此我们常常根据声音就能辨认出认识的人来。

◀ 唱歌

58 为什么说话时自己听到的声音跟别人听到的不一样?

一个人的声带受到振动，除了自己的耳朵能将接收到的声音信息传递给大脑之外，身体中的骨骼也能作为传播媒介，把这一信息转化为振动传递给大脑。大脑会对此产生相应的记忆，这个记忆就是我们每个人对自己声音的印象。而当我们用录音设备记录自己的声音时，我们自己听到的就只剩下喇叭振动传到耳朵的声音了。因为缺少骨骼的传导作用，所以此时的声音就跟自己的声音不一样了。

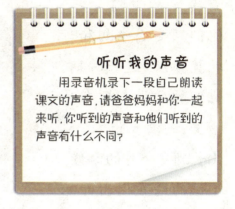

听听我的声音

用录音机录下一段自己朗读课文的声音，请爸爸妈妈和你一起来听，你听到的声音和他们听到的声音有什么不同?

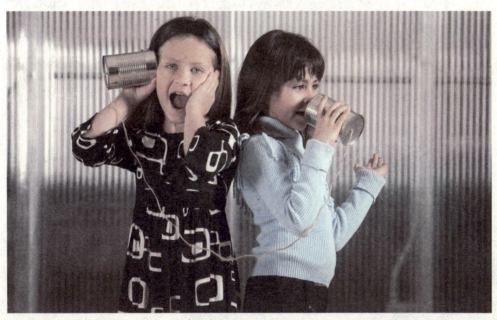

▲ 声音可以传递信息，交流思想

59 人为什么要换牙?

刚出生的婴儿不需要牙齿咀嚼食物，他们只要喝牛奶和母乳就可以。这一时期，他们的牙齿都埋在牙槽里，还没长出来。婴儿长到7个月的时候，下颌的两颗门齿开始长出来。

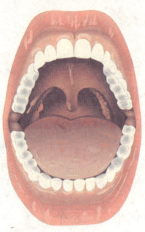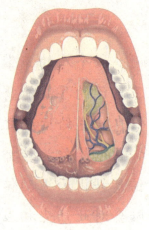

▲ 口腔中的牙齿

以后，其他的牙齿也陆续往外长。到两岁左右，20颗乳牙就全部长齐了。乳牙是人的第一副牙齿，它们除了咀嚼作用，还刺激牙床骨的发育。

不过，乳牙虽然能用，但不仅个头儿小，还不耐磨。因此，随着牙床骨生长变大，乳牙开始松动并脱落，恒牙萌出取代乳牙。

恒牙一般有28～32颗，它们比乳牙大而且多，占满了牙床骨，而且也比乳牙坚硬耐磨，能伴随人很多年。

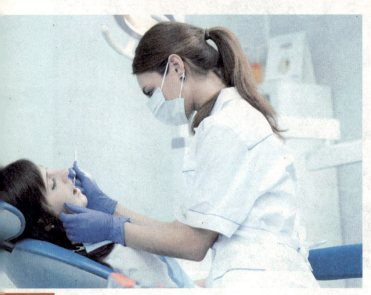

◀ 勤刷牙、定期看牙医可以预防口腔疾病的发生

60 牙齿为什么会有不同的形状？

这是因为牙齿所担负的工作不一样，各自分工不同，所以它们的形状也就不同了。长在嘴里正前方的几颗牙齿叫门牙，它们的形状又扁又宽，好像菜刀一样，是专门用来切断食物的；靠近嘴角两边各有一对尖尖的牙齿叫"尖牙"，或者叫"犬齿"，专管撕碎食物；而位于口腔后面的两排牙叫磨牙，它们好像一副磨盘的上下两片，能够将食物磨碎和嚼烂。

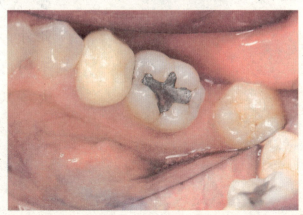

不可思议

很多人以为骨头是人体最坚硬的部分，其实牙齿才是身体最坚硬的部分，而人体结构中最坚硬的物质就是牙釉质了。

61 为什么会长蛀牙？

我们的牙齿外表有一层牙菌膜。每次吃喝时，牙菌膜上的细菌会利用食物中的糖分和淀粉等产生酸素，令珐琅质的矿物质流失，时间久了就形成蛀牙。蛀牙的形成不是一朝一夕，平时就养成勤刷牙、勤漱口的好习惯，能很好地预防蛀牙。

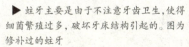

▶ 蛀牙主要是由于不注意牙齿卫生，使得细菌繁殖过多，破坏牙床结构引起的。图为修补过的蛀牙

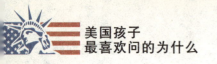
62 人体共有多少块骨头?

通常我们都说人有206块骨头,其实人的骨头并非一样多。成年人的骨头大多为206块,初生婴儿的骨头为305块,儿童的骨头是217～218块。难道人越长大骨头就越来越少了吗?

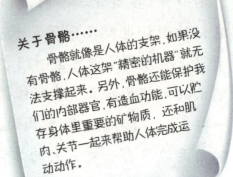

关于骨骼……
    骨骼就像是人体的支架,如果没有骨骼,人体这架"精密的机器"就无法支撑起来。另外,骨骼还能保护我们的内部器官,有造血功能,可以贮存身体里重要的矿物质,还和肌肉、关节一起来帮助人体完成运动动作。

儿童的骨骼之所以比大人多,是因为儿童的一些骨骼会在长大成人后合为一块。比如,儿童的骶骨、尾骨原来数量较多,长大后则会各自合为一块;儿童的两块髂骨、两块坐骨和两块耻骨,成人后就合并成两块髋骨。此外,人种不同,骨头的数量也不同。据调查结果显示,中国人大多只有204块骨头,而在欧美,绝大多数人有206块骨头。

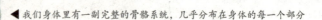

▲我们身体里有一副完整的骨骼系统,几乎分布在身体的每一个部分

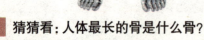
猜猜看:人体最长的骨是什么骨?

63 骨骼为什么十分坚硬?

人体骨骼由骨质、骨髓和骨膜三部分构成。其中骨质是骨的重要组成部分,它分为骨松质和骨密质两部分。真正使骨骼坚硬无比的是骨密质。骨密质位于骨的表面,它的主要成分是无机物、有机物等。无机物特别是钙和磷结合成像水泥一样的物质,使我们的骨头变得非常坚硬。

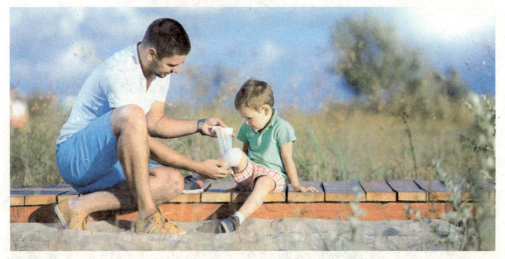

▲ 因为骨头非常坚硬,所以我们平时不小心摔倒后,往往受的都是一些皮外伤

64 骨折后为什么还可以再愈合?

在骨骼的构成中,骨膜位于骨的表面,里面含有丰富的血管和神经,向骨头供应营养物质,还对骨的生长和再生有重要作用。骨膜内有一种特殊的成骨细胞,骨头能够愈合,就是骨膜中成骨细胞的功劳。骨折后,成骨细胞就会变得很活跃,它从身体各部分调动营养物质汇集到受伤部位,同时不断生成新的骨细胞,骨头就会慢慢地重新长好了。

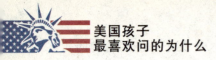
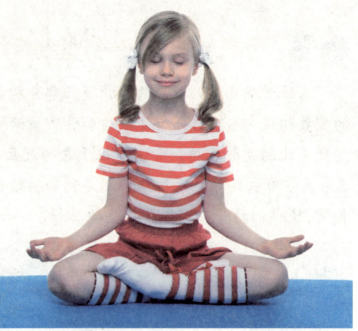

▲人之所以能够奔跑、跳跃、活动自如,关键在于人有关节,关节使人体既能折叠弯曲,又能伸展自如

65 为什么关节能弯曲?

关节是连接人体骨骼的一个重要环节,是人体能够灵活自如运动的支撑点。关节一般由关节囊、关节面和关节腔三部分组成。

每个关节至少有两个关节面与骨头接触,关节面上生有软骨,可以减少运动时产生的震荡冲击力;关节囊附着在关节面周围,内部有一个滑膜层可以分泌润滑液,相当于齿轮上的润滑剂,把两个或两个以上的骨头牢牢地连接在一起;关节腔是个狭窄的缝隙,当中有润滑液,能减少骨头之间的摩擦。正是有了关节,人体才能够灵活自如地做弯曲、扭转等各种各样的活动。

66 人为什么早上比晚上高?

在我们测量身高时就会发现,早上起床时量的身高比晚上的身高要高一点。为什么人的身高早上和晚上不一样呢?这跟人的脊柱有关。

人的脊柱由一块块的脊椎骨连接而成,椎骨之间还有弹性很好的椎间盘。白天的时候,人们开始活动,长时间的坐立行走使椎间盘处于紧张状态,并且仅仅地压缩在一起。到了晚上人们开始休息,作用在椎间盘上的压力就没有了。经过一夜的休息之后,椎间盘得到了放松,就慢慢得以恢复,整个脊柱的长度也就增加了,这就使人的身高出现了"早高晚矮"的现象。

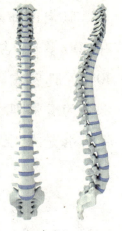

▲ 脊柱

◀ 脊柱是人体重要的支柱,不论在你行走、跑步或者玩耍时,它都会支撑着你的身体

关于脊柱……
脊柱作为人体的中轴骨骼,被称为身体的支柱,有负重、减振、保护和运动等功能。人体上下肢的各种活动,都是通过脊柱来调节的,同时脊柱也可以保持身体平衡。脊柱的一节节椎骨使它如同一个弹簧,能增加缓冲振荡的能力。

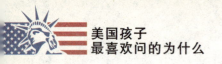
67 人体共有多少块肌肉?

肌肉遍布人全身的每一个部位,有600多块,占身体总重量的30%~40%。肌肉靠肌腱与骨头相连,又可以分为骨骼肌、平滑肌和心肌三种类型。有些肌肉很宽阔,呈扁平的片状或三角状,而大多数肌肉都是长形的,并且连接在骨头的两端。

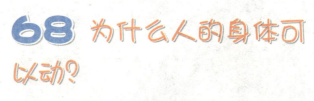

▶ 肌肉占人体重量的 1/3 以上, 其中绝大多数是骨骼肌, 主要分布在全身各处的骨骼上

68 为什么人的身体可以动?

这是依靠肌肉和骨骼的共同作用来完成的。尽管肌肉的形状和大小各不相同,但内部结构是相似的。人体的肌肉是由一道道钢缆一样的肌纤维捆扎起来的,当肌肉用力时,它们能够像弹簧一样产生一伸一缩的张力,正是肌肉的这种运动,使我们的身体才能动起来。

◀ 活泼好动的孩子

69 为什么锻炼能使肌肉发达？

人在进行体育锻炼的时候，肌肉需要消耗大量的能量。为此，大脑会指挥心脏收缩加快，以加速血液在全身的循环，使人体产生大量能量供身体之需。经常锻炼的人由于流过肌肉组织的血量增多，肌肉得到更多的营养物质，因此会更发达。

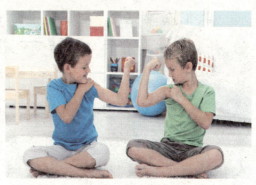

▲ 肌肉与力量成正比，肌肉增大了，力量也会相应变大

70 剧烈运动后肌肉为什么会酸痛？

人在运动时，肌肉消耗了大量的能量。当血液不能及时提供氧气和养料满足肌肉的需要时，就会有一种叫作乳酸的物质累积在肌肉里，随着这种物质的不断积累、增多，肌肉就会膨胀，人也就会有肌肉酸痛的感觉。在这个时候，如果可以休息一会儿，让血液补充上肌肉需要的氧气和养料，带走乳酸和废弃物，就能缓解肌肉的疲劳。

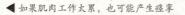

◀ 如果肌肉工作太累，也可能产生痉挛

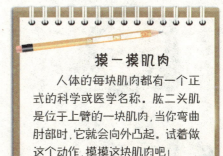

摸一摸肌肉

人体的每块肌肉都有一个正式的科学或医学名称。肱二头肌是位于上臂的一块肌肉，当你弯曲肘部时，它就会向外凸起。试着做这个动作，摸摸这块肌肉吧！

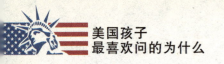

71 为什么刚睡醒时浑身无力？

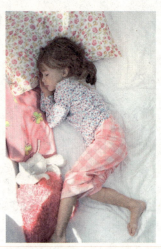

我们在睡觉时，大脑是处于抑制状态的，并且人体全身的生理活动也普遍降低，表现为心跳变慢、血压降低、新陈代谢等减缓，人的呼吸频率和尿的生成也会相应减少，只有肠胃的活动没有多大的改变。人在睡觉的时候，四肢和整个躯干的肌肉在身体躺下后也会自然而然地松弛下来。不过，全身肌肉的松弛是随着大脑中枢神经系统抑制程度的加深而不断放松的。

▲ 睡眠对于大脑是非常重要的

中枢神经系统对身体的抑制程度越深，全身肌肉的松弛也就越彻底。

当我们休息了一夜，早上刚刚醒来时，因为高级神经中枢的抑制过程刚刚过去，神经系统的正常活动还没开始，所以全身肌肉还处于松弛状态下。肌肉不活动，也就不会产生力量，所以我们才会感到浑身无力。

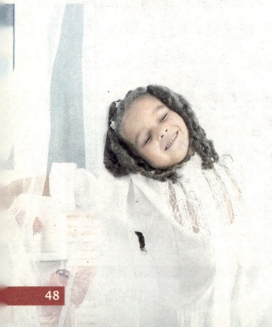

◀ 睡醒后可以慢慢做一些伸拉四肢的动作，会非常有助于清醒

72 为什么笑得多了肚子会痛?

笑实际上是一种特殊的呼吸。我们在大笑的时候,如果摸一摸自己的肚子,会感觉到肚子上的肌肉在强烈地收缩,肌肉的收缩会压迫内脏,而一上一下的压迫使得内脏在无可奈何之下也会随之上下波动。内脏之间是由一些筋膜联系的,在内脏上下活动的时候,它们还会拉着筋膜一起来回活动,笑得多了,筋膜拉扯得太厉害,自然就会受不了,便会产生一阵阵疼痛的感觉。

不过,这种感觉只是暂时的,只要不笑了,这种疼痛就会随之消失,肚子也就立刻不痛了,所以不会对身体产生什么不良影响。

不可思议

笑比皱眉容易。我们脸部有 40 多块肌肉,使劲皱一下眉几乎要用到所有的脸部肌肉,而咧嘴大笑只需要用到一半。

◀ 笑得越厉害,肚皮上的肌肉收缩得越强烈,肚子也就越痛

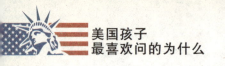
73 为什么说大脑是人体的"司令部"？

脑部是人体神经系统的主要组成部分，位于头部颅腔里。它是一个非常复杂精密的器官，从结构上可分为大脑、间脑、小脑、中脑、脑桥、延髓6个部分。大脑控制着人体的行为活动，接收来自五个感官的信息，负责统管运动、感觉、记忆、感情、意志、判断、思考等各种人体活动，所以说它是人体的"司令部"。

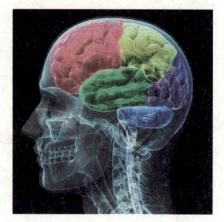

▲ 大脑皮层的分区

74 大脑是怎样分工合作的？

科学研究证明，大脑分为左右两个半球，左半部分就是左脑，右半部分就是右脑。它们形状对称相同，但各自的分工却不同。右侧肢体的运动，以及阅读、书写、逻辑运算等活动多由左脑半球支配，而右脑半球则侧重于空间关系、艺术、情感等，并支配左侧肢体的运动。

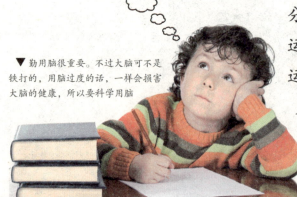

▼ 勤用脑很重要。不过大脑可不是铁打的，用脑过度的话，一样会损害大脑的健康，所以要科学用脑

75 人的脑子能容纳多少知识？

我们用一生来学习的知识都会被储存在我们的大脑中。大脑的知识容量到底有多大，科学家们举了个例子，如果人的脑子能够充分利用，可以容纳下5亿多本书的知识。然而，如果用数据计算，现在人的大脑开发还不到1%。

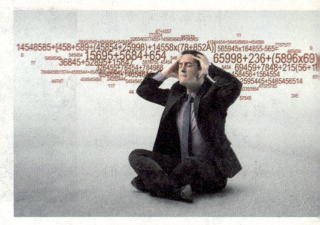

▲ 大脑的潜能相对来说几乎是无限的

76 人类脑细胞的数量是固定的吗？

人类脑部可以增加的脑细胞只有两种：神经元和神经胶质细胞。神经元是传递信息的细胞，神经胶质细胞帮助并且支持神经元。科学家认为，这两种细胞和记忆储存有关系。比如，当你在读这些文字的时候，神经胶质细胞正在不断地增加。对于神经元，科学家们认为一些神经元有分裂的潜力。例如，可以把气味信号从鼻子传输到大脑的嗅觉神经元终生都在更新。但是，大部分的神经细胞却不会分裂。

人体数字

大脑约有100亿个神经细胞，这些细胞可让人脑在1秒钟之内产生10万次化学反应，完成1000亿次信息传递，每日记录8600万次资料。

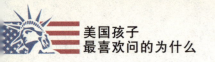

77 脑袋大的人更聪明吗？

科学家研究发现，人脑大小与智力并不是成正比的。在现实生活中，许多脑袋大的人并没有什么特殊才华，而成就非凡的科学家们，绝大多数人的脑袋大小都与正常人差不多。人

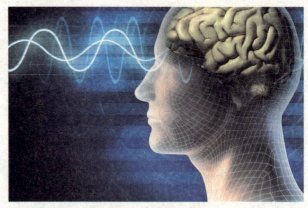

▲人类大脑模型

脑的最上层是大脑皮层，大脑皮层上有许多沟槽和褶皱，生物学上叫作沟回。沟回增加了大脑皮层的面积和脑细胞的数量，因此，沟回的多少、深浅与人的智力有关。

78 为什么说脑子越用越灵活？

从科学的角度来说，人的机体的各个部位几乎都是越用越健康，脑子也一样。因为勤于用脑的人，脑血管经常处于舒展的状态，脑神经细胞会得到很好的保养，从而使大脑更加发达，避免了大脑的早衰。有一些研究发现，长期从事脑力劳动的人，老年以后仍能保持敏捷的思维能力，而那些平时很少用脑的人当中，大脑早衰者的比例大大高于前者。

◀儿童从小就要养成勤于思考、善于思考的良好习惯

79 为什么锻炼左手有助于发展智力？

人体的各个器官，包括每一块肌肉，在大脑皮层都有它的指挥部——神经中枢。其中，手指运动中枢在大脑占的区域最大。通常，我们的左脑控制右手，右脑控制左手。由于大多数人习惯用右手，所以左脑比较发达，而右

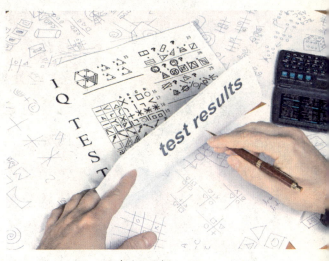

▲ 韦氏量表

脑则相对落后。加强左手训练，可以使习惯于形象和创造性思维的右脑得到锻炼，促进智力发展。

80 人为什么会有记忆力？

在人的大脑中有一个叫"海马体"的区域，当大脑皮层中的神经元接收到各种感官信息时，它们会迅速把信息传递给海马体。如果海马体对信息有反应，神经元就会把这种信息"记"下来，这就形成了记忆。

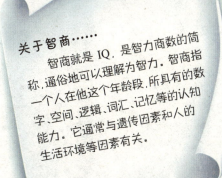

关于智商……

智商就是 IQ，是智力商数的简称，通俗地可以理解为智力。智商指一个人在他这个年龄段，所具有的数字、空间、逻辑、词汇、记忆等的认知能力。它通常与遗传因素和人的生活环境等因素有关。

81 为什么自己挠自己不觉得痒？

许多小朋友都怕痒，尤其是别人挠你的腋窝时，常常会痒得你哈哈大笑，四处躲避。可是奇怪的是，当你自己挠自己时却不觉得痒。这是什么原因呢？

原来，我们的皮肤中有一种特殊的感受器，能够收集到痒的信息，将这种信息传给大脑，当大脑接受到这种痒的信息时，便指挥身体做出躲避动作，或者发出笑声，来缓解这种痒感。大脑是人体的"司令部"，指挥全身的行动。自己挠自己，由于对于自己的动作提前有所意识，大脑已经通知神经"解除警报"，皮肤有了预防，当然就不会产生痒的感觉了。

不可思议

大脑从来没有停止过工作，即使在深度睡眠时，大脑仍然在活动。它的工作节奏还会根据睡眠的不同阶段而变化。

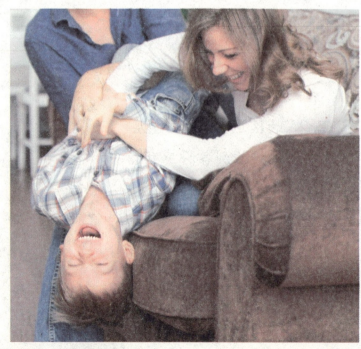

▶ 很多孩子都非常怕痒

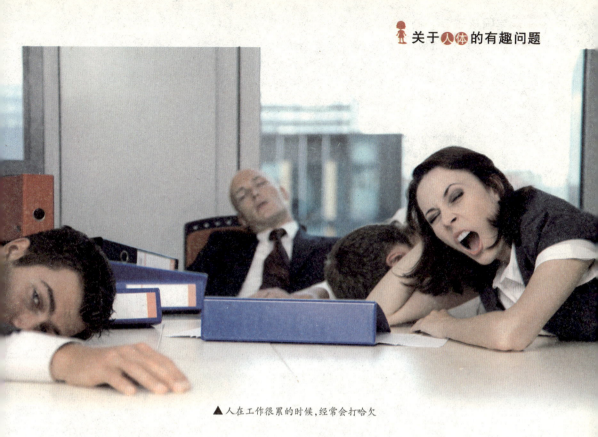

▲人在工作很累的时候，经常会打哈欠

82 人为什么会打哈欠？

科学家研究发现，打哈欠就好像风箱一样，能不断地将空气输送到脑部，从而降低脑部的温度。提出这种观点的科学家认为，人类的大脑和电脑有点相似，对温度相当敏感，温度太高就没法高效运转了。从这个意义上来说，打哈欠就好比大脑的一个散热器，能帮助大脑降温。

不过在此之前，有观点认为人只有在缺氧时才会打哈欠，通过打哈欠给大脑补充新鲜氧气。另有观点认为，这是人类祖先留给我们的一种让自己时刻保持警惕的特殊方式；更有观点指出，这是为了使大脑保持清醒。因此，这个问题目前并没有明确答案。

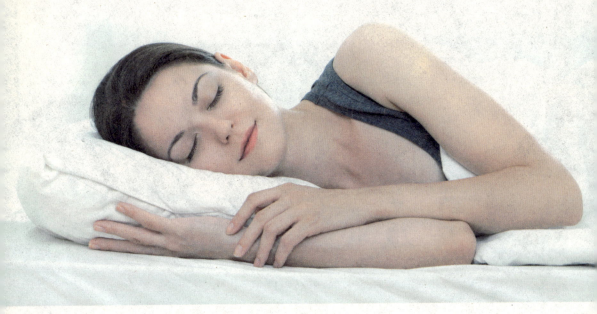

▲ 在人的一生中，睡眠占有重要的位置

83 人为什么要睡觉？

　　人的大脑非常辛苦，指挥着人体各个器官协调一致地活动。同时，大脑也是人体消耗氧气和养料最多的地方。然而，脑细胞却没有再生能力，一旦受到了损伤就无法恢复。所以为了避免大脑过于疲劳而受到损伤，大脑皮层就要时而兴奋，时而抑制。白天，大脑处于兴奋状态，而到了夜晚，它便处于抑制状态，也就是睡眠。

　　其实，睡觉不仅是大脑得到了充分的休息，而且人体呼吸缓慢，心跳平稳，全身肌肉放松，各个器官都处在休息状态。因此，睡觉可以说是人体最好的休息方式。

84 睡觉时为什么会做梦?

当我们睡觉时,常常会做梦,这其实也是大脑活动的结果。人在入睡以后,有一小部分脑细胞仍在活动,同时勤快的大脑还要不停地协调除休息部位外的身体其他部位的活动,这些因素的共同作用,导致了梦的形成。

关于做梦……

很多人可能有过这样的体验,睡觉时会清楚地意识到自己在做梦,并且有时还能控制某些梦境的发展进程,这种现象在科学上被称为"清醒梦"。科学研究发现,有些人可以自如地做清醒梦,而有些人通过学习和训练也可以完成。

有时我们梦到了什么会记得很清楚,有时又很模糊,这与做梦时的睡眠深度有关。睡眠深,梦就少,梦的内容也不容易记得清。梦见了什么有时还与白天的活动有关,比如学生常常会梦见考试。有时,梦产生于强烈的愿望,如在梦中见到久别的亲人等。

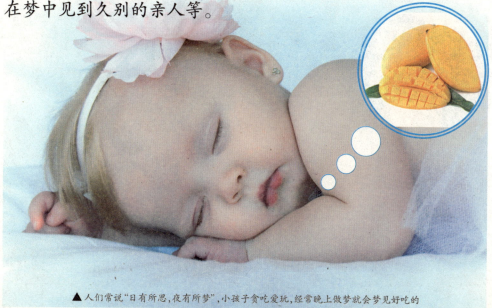

▲ 人们常说"日有所思,夜有所梦",小孩子贪吃爱玩,经常晚上做梦就会梦见好吃的

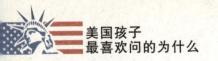
85 为什么人有时会说梦话?

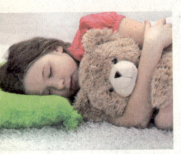

人睡着后大脑并不会完全休息,反而更加活跃。我们将做梦阶段的睡眠称为"浅睡期",而将后一阶段称为"深睡期"。当人的睡眠进入深睡期时,会有梦游或说梦话的现象,这往往可能与人压力过大有关。

86 为什么有的人睡觉时会磨牙?

当人出现愤怒、惧怕、敌对、抵触以及其他各种紧张情绪,又因为各种原因而无法及时发泄时,这些情绪就会在人的脑海中埋藏下来。磨牙是这种情绪在人处于睡眠等无意识状态时表现出来的一种方式。

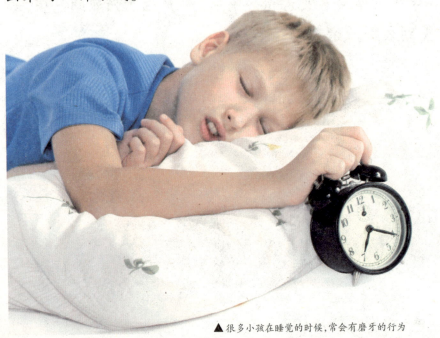

▲ 很多小孩在睡觉的时候,常会有磨牙的行为

87 人睡觉时为什么会打呼噜?

睡觉打呼噜也叫打鼾,医学上称为"睡眠呼吸暂停综合征"。有打鼾习惯的人上呼吸道通常比正常人狭窄,夜间睡觉时由于人体的神经兴奋性下降,肌肉松弛,气

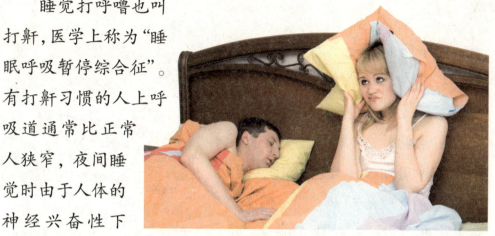

▲ 打呼噜是一种普遍存在的睡眠现象。睡觉打呼噜的人,常会影响到别人休息

流容易在这些狭窄部位发生堵塞,产生涡流并引起振动,从而出现鼾声。

88 梦游是怎么回事?

梦游是人在深睡眠时,中断睡眠,突然起床活动,然后再回到床上睡觉,第二天醒来却对此完全不记得的生理现象。事实上,梦游与做梦无关。情绪波动过大、过度疲劳会诱发梦游,它是大脑的某种抑制人体自发活动的功能缺失造成的。

关于失眠……

失眠是指难以入睡、睡后易醒或彻夜不眠的症状。引起失眠的原因很多,例如压力大,焦躁不安,情绪紧张,饮食不均衡,以及患有多种疾病等等。因此,为了有个良好的睡眠,就要找出失眠的原因,然后采取相应的措施。

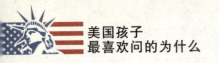

89 为什么人每天几乎都在相同的时间睡醒?

这个问题跟一个看不见但又实实在在影响我们的东西有关,它就是生物钟。人体内的"钟"叫生物钟,它就像是一个无形的时钟周期性地发生变化,调节着我们生理活动的步伐。例如,早上太阳升起,我们就会醒来;到了晚上睡觉时间,我们就会有睡意;临近吃饭时间,我们就会感到肚子饿等等。这些每天不断重复的节奏,就是我们体内的生物钟在起作用。

关于生物钟······

生物钟到底长在哪里呢?最新的观点认为生物钟位于的区域隐藏在脑内下部,与眼睛联系在一起,所以,生物钟明显地受到明暗周期变化的影响,从而有规律的运行。不过关于它的确切位置,目前医学界还没有定论。

人体的生物钟数量是很庞大的,调节睡眠只是众多生物钟中的一种。现在已经发现的人体生物钟有100多种,它们对人体的影响特别巨大。

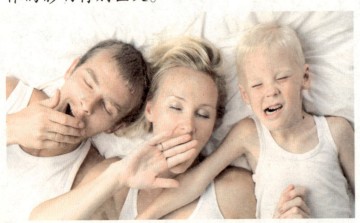

◀ 如果穿越不同的时区,人体内的生物钟就会紊乱

90 生物钟可以改变吗?

生物钟之所以被称为"钟",是因为它和普通的闹钟一样,不是固定的,是可以调整的。但是,生物钟的正常运转对人体健康有着关键作用,所以保持生物钟的稳定性很重要,要尽量做到饮食、休息有规律。一般很长时间养成的生物钟也最好不要随意地打乱,否则会对人的身体健康等带来一定影响。

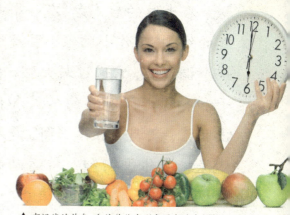

▲ 有规律的作息,会使你体内形成固定的生物钟

91 人的体温为什么维持在 37℃左右?

这是因为我们的身体有一套完整的产热和散热的自动调控装置,能够使体温保持在正常范围内。这个自动调控装置由下丘脑的体温调节中枢,以及皮肤、内脏的许多温度感受器组成。当人感到冷或热时,信号由神经系统传入,下丘脑的体温调控中枢就会很快下达指令,使有关系统全部启动,尽量使体温保持在恒定范围,从而使人体保持正常的生理活动。

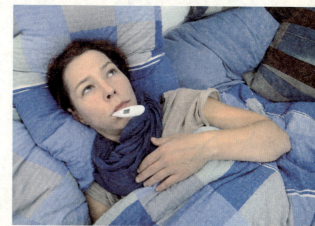

▶ 测量体温

92 人为什么能保持平衡?

在大脑的后下方,有一个凸起的结构,叫作小脑。小脑就像一个调节器,它通过与大脑、脑干和脊髓之间有序的传入和传出联系,来调节身体平衡,是人体保持身体平衡和维持运动的中枢。

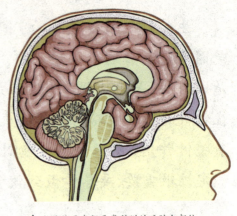

▲ 小脑位于我们平常所说的后脑勺部位

小脑与大脑一样,也是由两个半球组成,它通过神经纤维与脊髓、脑干和大脑相连。大脑向肌肉发放的运动命令,以及执行运动时从脊髓传来的消息都会传入小脑。小脑在对这两种信息进行比较后,指挥有关肌肉做相应的调整,使身体保持平衡。现代生物医学研究表明,小脑除了具有许多运动功能以外,它在认知功能、注意力和语言处理、音乐处理以及时间控制等方面也有重要作用。

◀ 小脑是我们全身平衡的"调节器"

93 走路时为什么要摆动手臂？

人在走路时，只要不刻意控制，手臂就会自然地前后摆动，这是为了维持身体平衡而自然产生的动作。人因为以直立的姿势靠双脚走路，所以较难维持身体重心的平衡，为了维持身体的平衡，手臂便会自然地前后摆动。

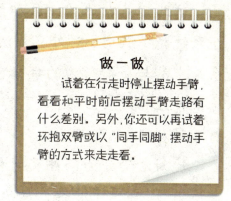

做一做

试着在行走时停止摆动手臂，看看和平时前后摆动手臂走路有什么差别。另外，你还可以再试着环抱双臂或以"同手同脚"摆动手臂的方式来走走看。

科学家们曾经进行了一个有趣的实验。这些科学家招募了10名志愿者，要求他们以摆动手臂、环抱手臂或双臂放在身体两侧不摆动等几种方式行走，实验结果显示，摆动手臂走路时，人体不需要消耗太多能量，但环抱双臂或者以"同手同脚"的方式来摆动手臂走路，则会大大增加人体能量的消耗。

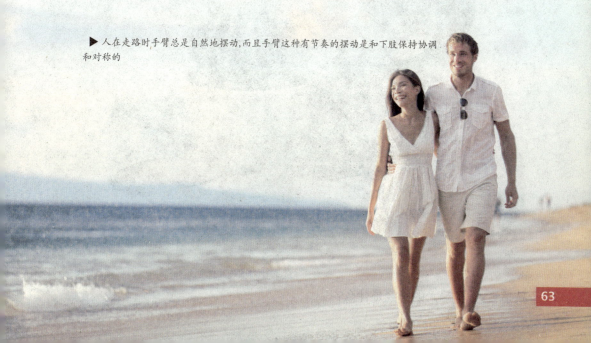

▶ 人在走路时手臂总是自然地摆动，而且手臂这种有节奏的摆动是和下肢保持协调和对称的

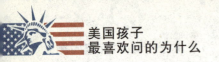

94 为什么手被烫时会迅速缩回去?

这其实是人体的一种神经反射活动。反射行为是人体的神经系统指挥肌肉,对外界刺激做出的一种特殊反应。人体神经系统中参与反射行为的部分包括感受器、传入神经、中枢神经、传出神经和效应器等,缺了其中的任何一个,人体就无法完成反射活动。

反射活动分为条件反射和非条件反射,如人的膝跳反射、眨眼反射等,都属于非条件反射。非条件反射是人先天就有、不需要学习就会的,比如闻到饭菜香味就会流口水。非条件反射中有些反射行为可以保护我们的身体免受伤害,比如手被烫着时的缩手反应。

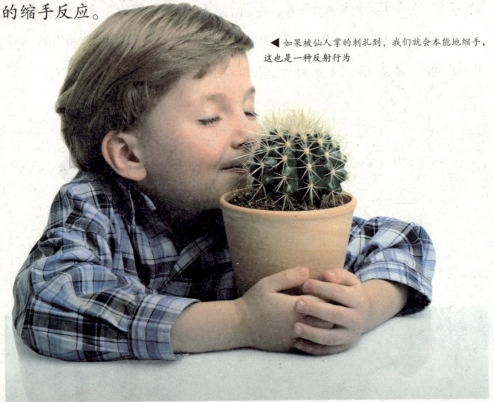

◀ 如果被仙人掌的刺扎到,我们就会本能地缩手,这也是一种反射行为

95 神经系统有哪些成员？

神经系统是人体的"指挥中枢"，分为中枢神经和周围神经两部分。神经系统由脑、脊髓和它们发出的许多神经组成。脑和脊髓是神经系统的中枢部分，叫中枢神经系统；脑和脊髓发出的神经组成的周围部分，叫周围神经系统。

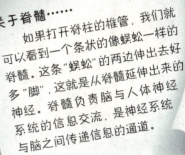

关于脊髓……

如果打开脊柱的椎管，我们就可以看到一个条状的像蜈蚣一样的脊髓。这条"蜈蚣"的两边伸出去好多"脚"，这就是从脊髓延伸出来的神经。脊髓负责脑与人体神经系统的信息交流，是神经系统与脑之间传递信息的通道。

神经系统只占人体体重约3%，但却是人体最复杂的系统。神经系统通过调整机体功能活动，使人体适应不断变化的外界环境，维持人体与外界环境的平衡。如气温低时，通过神经系统的调节，使周围小血管收缩，减少体内热量散发；气温高时，周围小血管扩张，增加体内热量的散发，以维持体温在正常水平。

◀ 神经系统

96 人为什么要呼吸?

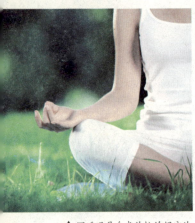

▲ 深呼吸是自我放松的好方法

我们每天都要吃各种不同的食物,才能保证人体有足够的养分。但是,人体仅有养分是不够的,还必须把养分转化为人体所需要的能量。如果把养分比喻为燃料,只有在氧气的作用下,养分通过燃烧才能变成能量,同时,也产生了二氧化碳。人体呼吸就是为了吸入氧气,排出二氧化碳,为人体提供能量。

氧气广泛存在于我们周围的空气中,而获取氧气的工作全是依靠人体的呼吸系统来完成的。鼻子、气管和肺部构成了人体的呼吸系统。空气被鼻子吸入后,首先进到气管里,然后再进到肺部。肺是人体的气体交换站,它把氧气带到血液中,并把血液中的二氧化碳排出体外。

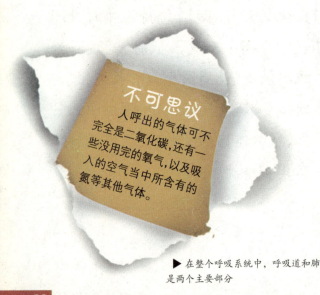

不可思议
人呼出的气体可不完全是二氧化碳,还有一些没用完的氧气,以及吸入的空气当中所含有的氮等其他气体。

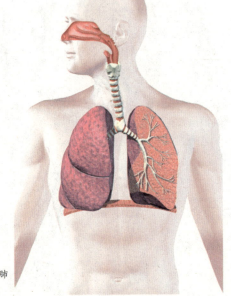

▶ 在整个呼吸系统中,呼吸道和肺是两个主要部分

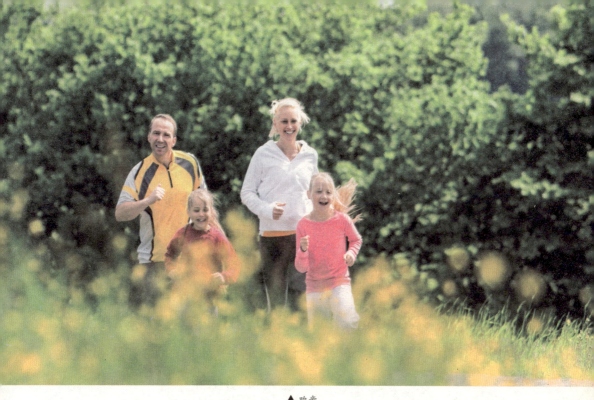

▲ 跑步

97 跑步时怎样呼吸更科学?

　　人在跑步的时候,由于身体剧烈运动会促使血液循环加快,加大人体对氧气的需求,于是人体就不由自主地加速呼吸来补充血液中的氧气。最开始人在跑步时,因为身体对氧气的需求还不是特别明显,所以仅用鼻子呼吸就可以,但当跑步到一定程度时,靠鼻子就不够了,还得动用嘴来帮助呼吸。

　　用口鼻同时呼吸比仅用鼻呼吸或仅用口呼吸有利,这不仅可以减少呼吸道的通气阻力,增加通气量,还能使正在运动的肌肉推迟疲劳的出现,另外口腔的呼吸作用也有利于身体散发热量。不过在跑步时,应当注意呼吸节奏均匀,最好有意识地把双脚步伐节奏与呼吸节奏协调起来,根据自己体力的状况和跑步速度调整呼吸节奏。

98 心脏为什么会不停地跳?

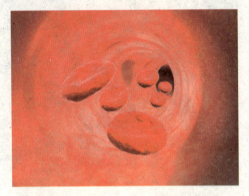

▲ 心脏每一秒都在我们的胸腔里跳动,把血液输送到全身各处

我们的身体时刻需要氧气和养分,这都要通过血液循环来完成,而血液的循环则依靠心脏的不停跳动。心脏好比一个动力强大的"泵",它一缩一舒,按一定规律有节奏地跳动着,就在这一伸一缩间,心脏内的血液被注入到动脉中。

99 我们的心脏是什么样子的?

人的心脏位于胸部偏左侧,一个人的心脏和自己的拳头大小差不多。心脏内部被隔成左右不相通的两部分:左心和右心。这两部分又被瓣膜分别隔成上下两部分,这样,心脏就有了四个腔:上面两个腔分别叫左、右心房,下面两个腔分别叫左、右心室。瓣膜是人体器官里面可以开闭的膜状结构,每个人的心脏内都有四个瓣膜。

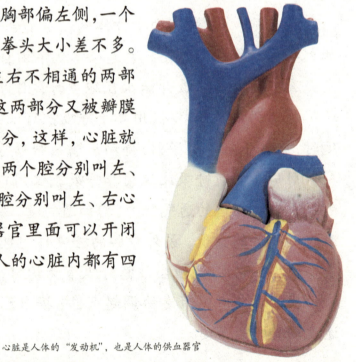

▶ 心脏是人体的"发动机",也是人体的供血器官

100 为什么人在紧张时会心跳加快?

当我们紧张时,就会感到心脏怦怦跳动。其实,心脏跳动的快慢主要受来自大脑的两种神经系统的控制,一种是迷走神经,一种是交感神经。迷走神经受到刺激,可以使心跳变慢;交感神经受到刺激,则可以使心跳加快。人在紧张的时刻,大脑会通过交感神经使心跳加快。

> 关于心脏……
>
> 心脏是人体血液流动的动力中心,但心脏并不是无时无刻都在运动着,它会一边工作一边休息。在心脏的每一次跳动中,收缩是工作,而舒张就是在休息。研究发现,心脏每搏动一次约需0.8秒,其中收缩只占0.3秒,而舒张占0.5秒。

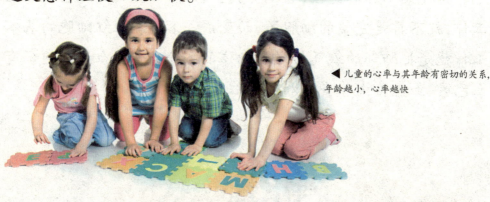

◀ 儿童的心率与其年龄有密切的关系,年龄越小,心率越快

101 儿童的心跳为什么会比成人快?

人的年龄越小,心脏跳动得越快。这是因为儿童正处在成长发育阶段,活动量非常大,需要充足的氧气和养料。为了满足需要,心脏就加快跳动,通过大小动脉血管,将携带着大量新鲜的氧气和各种营养物质的血液,输送到身体的各个器官,供给身体所需要的各种养料。

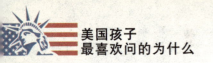
102 身体是怎样造血的？

血是在骨髓中被制造出来的。

骨头的中间是空的，并且填满了柔软的胶状物质，这种物质就是骨髓，它是由细小的血小板和骨髓细胞组成的网状结构。当血红细胞刚制造

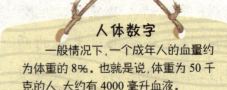

人体数字

一般情况下，一个成年人的血量约为体重的8%。也就是说，体重为50千克的人，大约有4000毫升血液。

出来，还在骨髓中的时候，细胞中会有核子。核子就是许多细胞中都存在的"小包状"的东西，里面存在着遗传信息。在血红细胞即将开始工作的时候，它就会失去核子。所以，一旦它们开始工作，就不再是完整的细胞了，而变成了容器。血红细胞的基本工作就是把肺部的氧气传送到身体的各个细胞。血红细胞含有血色素，血色素由球蛋白和亚铁红血素组成。

◀ 骨髓不但是造血器官，还是重要的免疫器官

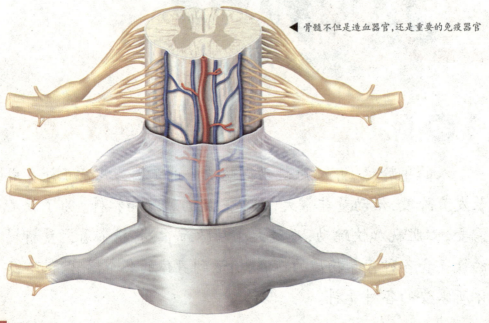

103 人的血液为什么是红色的?

人体的血液主要由血浆和血细胞组成，血浆为黄褐色的液体，里面含有丰富的血浆蛋白，以及无机盐、酶、激素、维生素和各种代谢产物。血细胞包括红细胞、白细胞和血小板，这都是我们生命中极其重要的物质。在人体血液中的红细胞里，有一种被称为溶血液的红色透明液体。在溶血液里存在着一种我们称为血红蛋白的蛋白质，正是它促使血液成为红色的基本物质。

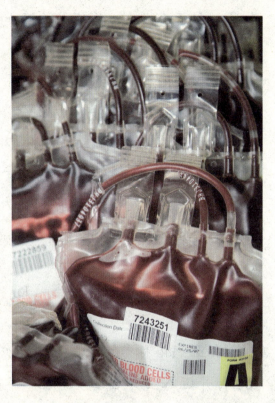

▶ 含氧丰富的血液呈鲜红色，含氧量少的血液则呈暗红色

104 血管里的血液为什么不会凝固?

这是因为我们的身体里有可以防止血液凝固的物质，比如抗凝血酶、肝素等。另外，血液中本身也有一些能阻碍血液凝固的物质，如血液中的一种叫活化素的物质能将纤维蛋白溶解到血液中，从而使血液不致凝固。

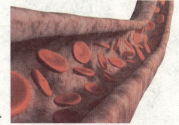

▶ 人体血管

105 白细胞是白的吗?

白细胞通常也被称为免疫细胞,是人体和动物血液及组织中的一种无色细胞,并不是白色的。它具有细胞核,能做变形运动。白细胞有着活跃的移动能力,它们可以从血管内迁移到血管外,或从血管外组织迁移到血管内。因此,白细胞除存在于血液和淋巴外,也广泛存在于血管、淋巴管以外的组织中。

白细胞在人体中担负许多重任,具有吞噬异物并产生抗体的作用,同时还能帮助人体治愈受损组织,具有抗御病菌入侵人体,以及增强对疾病的免疫抵抗力等作用。人身体有不适时,经常会通过白细胞数量的显著变化而表现出来。

106 白血病是怎样的一种疾病?

白血病俗称"血癌",它是未成熟和形态异常的白细胞异常增生,并进入全身各组织,使人体各个脏器的功能受损,造血组

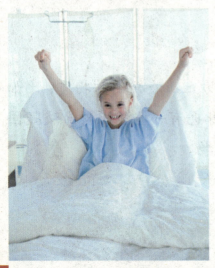

织遭到严重破坏的恶性疾病。白血病患者常会出现贫血、出血、发热、肝脾和淋巴结肿大等症状。目前治疗白血病最根本的方法,是给病人换正常人的骨髓。但由于白细胞血型非常复杂,所以并不是任何一个患者只要有与他血型相同的骨髓就能得救。

◀ 由于现代医学的进步,白血病是"不治之症"的时代过去了

107 红细胞的主要功能是什么?

在血细胞中,红细胞的数目最多。红细胞呈两面凹的圆饼状,它的功能是运输氧和一部分二氧化碳,常常被称为氧气运输员。当红细胞中的血红蛋白与氧结合后,这种含氧丰富、颜色鲜红的血,就是动脉血;血红蛋白与氧分离后,就会形成含氧较少,颜色暗红的静脉血。

关于贫血……

血液里血红蛋白的含量过低,或血液里红细胞的数量过少,都会引起贫血。贫血患者由于血液运输氧的能力低,会出现组织器官缺氧的一系列表现,常常表现出精神不振、疲劳、头晕、面色苍白等症状。

▼人类的红细胞是双面凹的圆饼状,边缘较厚,而中间较薄,就好像是一个甜甜圈一样,只是中间没有洞而已

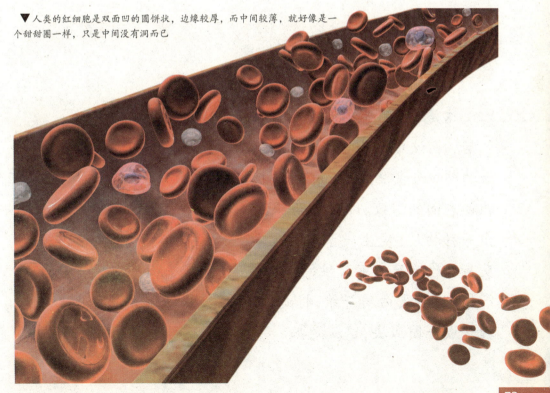

108 为什么伤口能自动愈合？

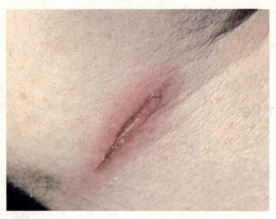

▲ 对于血痂，最好的方法就是什么都不要做。伤口结痂可以防止脏东西的污染，尽量让孩子不要把血痂抠下来。伤口痊愈的时候血痂会自动脱落的

皮肤被划破或擦伤，血液中的血小板会立刻赶去堵住皮肤表层下的血管破裂处。它能够使血液变稠并凝固成块，堵住破洞。凝固的血块会逐渐变成硬痂，然后自然脱落，最后会有新的皮肤细胞组织从痂下长出，伤口就此愈合。

109 受伤后血液为什么会在伤口处结痂？

这是由于皮肤内的血管受损后，血液中的血小板会在出血的伤口处聚集成团，并经伤口粗糙表面的摩擦，即破裂而释放出一种物质，发生一系列的化学反应，最后产生不溶性的蛋白质纤维。这种蛋白质纤维，将血细胞缠绕成一团血块，这就是痂。

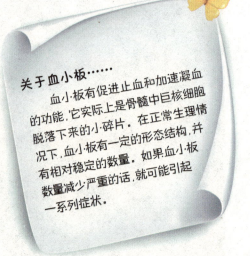

关于血小板……

血小板有促进止血和加速凝血的功能。它实际上是骨髓中巨核细胞脱落下来的小碎片。在正常生理情况下，血小板有一定的形态结构，并有相对稳定的数量。如果血小板数量减少严重的话，就可能引起一系列症状。

110 为什么伤口快愈合时会发痒?

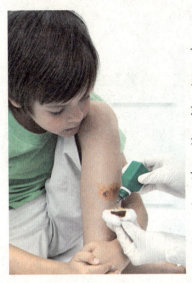

伤口的愈合包括神经和血管的愈合,这些新生的神经和血管非常敏感,特别是新生的神经,稍微受到一点儿刺激就会产生痒的感觉。因为在伤口愈合过程中,神经细胞的再生出现得比较晚,一般在伤口快愈合时才差不多长好,所以痒的感觉一般出现在伤口愈合时。

◀伤口发痒属于正常的生理现象,不应该乱加处理

111 疼痛是怎样产生的?

人体某一部位受伤以后,会立刻释放出一些化学物质,同时产生疼痛信号。在人体的皮肤、黏膜、肌肉、关节、血管等处的神经末梢都分布有痛觉感受器,这些感受器可将外界刺激传入大脑,再由大脑分析使人产生疼痛感觉。

▶身体的疼痛通常指由身体损伤、病患或不良的外部刺激所引起的不舒服的感觉

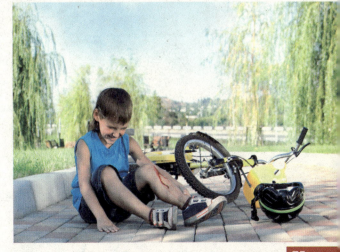

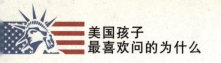

112 手上的血管为什么是青色的?

在动脉和静脉血管中,血液因含有的氧气量不同,而呈现出两种颜色:鲜红色和暗红色。由于含有大量氧气的鲜红色血液在皮肤深处的动脉血管中,所以我们在外面隔着皮肤是看不到这种血管的。但我们能看到静脉里暗红色的血液,透过手上或脚上的皮肤和血管壁,就变成了青色的。

人体数字

人体大大小小血管有1000多亿条,科学家估计,如果将人体的所有血管接成一条线,长度可以绕行地球两周半。

其实这个道理和我们透过一张有颜色的玻璃纸看东西时的道理是一样的,当我们透过带色的玻璃纸看东西时,物体的颜色会变得和原来的颜色不同。由于静脉里流的血液是暗红色的,这种暗红色被一层黄色的皮肤遮住,所以看起来就是青绿色的。

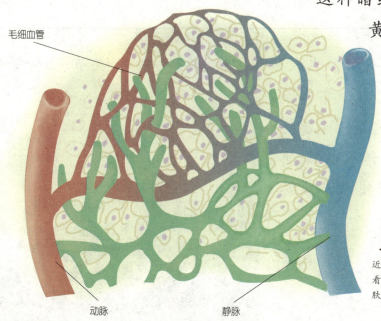

毛细血管

动脉   静脉

◀ 一些静脉离皮肤很近,平常在胳膊上、腿上看到的"青筋"就是离皮肤近的静脉

猜猜看:人体最细小的血管是什么?

113 为什么撞头后会起包？

我们的皮肤里有许许多多的毛细血管，这些毛细血管又细又薄，在外力的撞击下容易破裂出血。如果皮肤撞到硬东西，虽然皮肤表面没有伤口，但皮下的血管会破裂。于是，流出来的血就会在皮下慢慢扩散到周围的脂肪或肌肉里，引起皮下淤血。这样，我们从外表看上去皮肤上就是一块青。

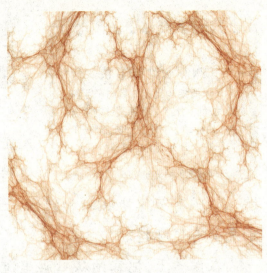

▲ 毛细血管是体内分布最广、管壁最薄、口径最小的血管，仅能容纳 1 个红细胞通过

臀部脂肪多，缓冲作用大，皮下血管不容易破裂，一般情况下不容易因为撞上硬物而引起皮下溢血。而头部的肌肉和脂肪最少，撞破后皮下血管容易破裂，流出来的血无处扩散，只能聚集在头皮与骨头之间，就形成了包。

▶ 儿童因为好动，自控能力又比较差，头部往往容易撞到硬物而起包

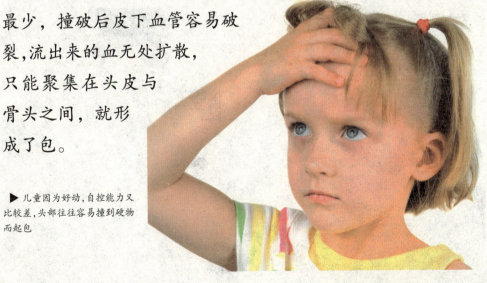

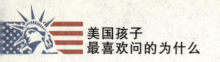

114 为什么人会有脉搏?

测测心跳有多快

用拇指和食指按着自己手腕处的动脉,然后看着钟表计时 1 分钟,每脉动一下计数一次,测一下自己在 1 分钟内的心跳多少下。

当心脏收缩时,心室里的血液会迅速朝动脉血管里冲去,由于血管腔较小,大量血液冲进来会使血管壁扩张;当心脏舒张时,血液进入血管的速度较为缓慢,这时血管壁借助于自身较好的弹性进行回缩。心脏有节律地收缩和舒张,血管壁也有节律地扩张、回缩,于是就有了脉搏。

在医学上,把容纳从心脏里流出血液的血管称为动脉,容纳流向心脏血液的血管叫静脉。动脉与静脉由无数的毛细血管相连。当血液被心脏泵出后,血液会冲击到动脉,动脉会相应地张一下,所以看病时医生在腕部能摸到脉搏就是因为腕部有动脉经过。

▼测量脉搏

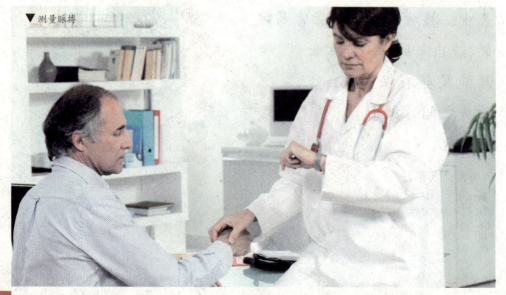

115 动脉和静脉是怎么工作的？

人体内的血管都是与心脏相通的，心脏经过一伸一缩的运动，把血液送到动脉血管，由大动脉到小动脉，流遍全身，再经过无数的毛细血管，流入静脉又回到心脏。由于血管是软的，有弹性，经过它的收缩，血液就被挤出，冲击到动脉，所以动脉也会跟着心脏跃动。人们通过按压腕部的动脉，就可以了解到心脏跳动的情况。

116 为什么站久了脚会发麻？

人在站立的时候，由于重力的作用，血液会淤积在下肢，如脚等部位的静脉中。这就会使静脉内压力增加，毛细血管内压力也随之升高，促使血浆中的水分加速向细胞组织间隙转移。下肢组织间隙中的液体滞留过多，就会使人的脚发麻。

▲ 人类循环系统：红色为动脉，蓝色为静脉

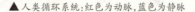

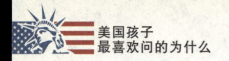
117 血压是怎么形成的?

如果把心脏比作打气筒,而血管就像是车胎,心脏每跳动一次所输送出的血液对血管壁就会产生一定的压力,这个压力就

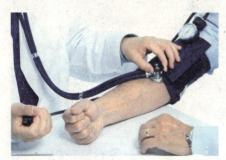

▲测量血压

是血压。之所以会产生血压,是因为心脏收缩时会释放能量。一般情况下当血管扩张时,血压下降;血管收缩时,血压升高。正常的血压是血液循环流动的前提,血压过低或过高都会造成严重后果。

118 为什么可以在胳膊上测量血压?

血压指血管内的血液对于单位面积血管壁的侧压力,即压强。由于血管有动脉、毛细血管和静脉之分,所以也就有动脉血

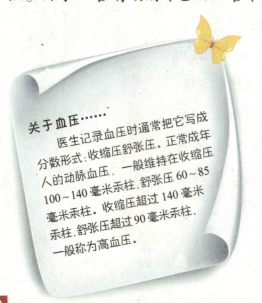

关于血压……
    医生记录血压时通常把它写成分数形式:收缩压舒张压。正常成年人的动脉血压,一般维持在收缩压100~140毫米汞柱,舒张压60~85毫米汞柱。收缩压超过140毫米汞柱,舒张压超过90毫米汞柱,一般称为高血压。

压、毛细血管压和静脉血压的区别。我们通常所说的血压,往往指的是动脉血压。医生在人的上臂肱动脉,即胳膊窝血管进行的血压测定,其实是对大动脉血压的一种间接测定。

119 什么是血糖?

　　血糖指的是人体血液中的糖,它们绝大多数情况下都以葡萄糖的身份存在于血液中。人体内各组织细胞活动所需的能量大部分来自葡萄糖,所以血糖必须保持一定的水平才能维持体内各器官和组织的需要。

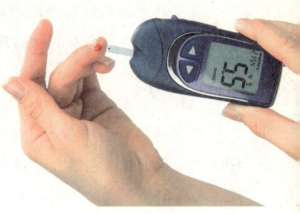

▲ 与测量血压不同,血糖测量一般是需要采血的

120 人为什么会得糖尿病?

　　血糖浓度是用来描述人体中血糖多少的单位,正常情况下,血糖浓度在一天之中是轻度波动的,一般来说,餐前血糖略低,餐后血糖略高,但这种波动是保持在一定范围内的。血糖浓度受神经系统和激素的调节保持稳定,如果这些调节失去原有的平衡,人体就会出现高血糖,如糖尿病,或者低血糖等疾病。

▶ 注射胰岛素

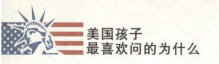
121 为什么人会有不同的血型？

　　血型是由血液的红细胞中不同抗原物质决定的。人类血液的类型，是人们依据血液红细胞表面是否存在某些可遗传的抗原物质而对血液进行的一种分类。最基本的血型有四种：A 型、B 型、AB 型和 O 型。

　　所谓的抗原物质多是一些蛋白质、糖类、糖蛋白或者糖脂。1900 年，奥地利维也纳大学病理研究所的卡尔·兰德施泰纳发现，健康人的血清对不同人类个体的红细胞有凝聚作用。如果把取自不同人的血清和红细胞成对混合，可以分为 A、B、C（后改称 O）三个组，后来他的学生又发现了第四组 AB。血型的发现，使人类依靠输血挽救生命的技术步入科学轨道。

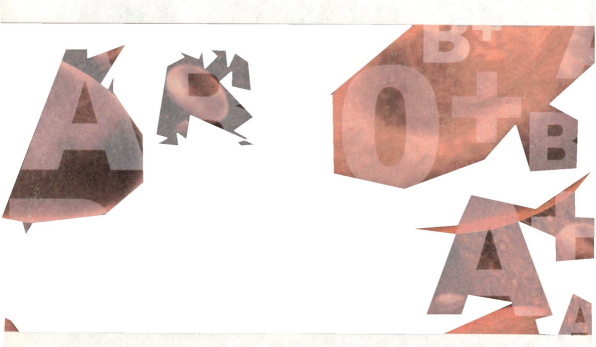

　　▲血型一般常分 A、B、AB 和 O 四种，另外还有 Rh 阴性血型、MNSSU 血型、P 型血和 D 缺失型血等极为稀少的 10 余种血型系统

122 血型会终生不变吗?

每个人的基因不同,因而也决定了不同的血型。因为基因是可以遗传的,所以血型也可以遗传,并且相对稳定。但在某些特殊情况下,人的血型可能会因人体病变而发生变异,并转化为另一种血型。科学家们认为,血型不仅受人体遗传基因的控制,还受到人体自身某些能改变血型的潜在因素的控制。

不可思议

胎儿也有血型,而且血型早在受精卵形成时就决定了。一般情况下,准妈妈在怀孕3个月时,就能查出胎儿的血型。

123 献血会损害身体健康吗?

一个健康的成年人一次失血超过体内血量的10%(约400毫升),他所丧失的血浆成分和血细胞可以在3~4周内相继得到补充便可恢复正常。所以,人们由此认为,健康的成年人每次献血200毫升~300毫升是不会影响健康的。

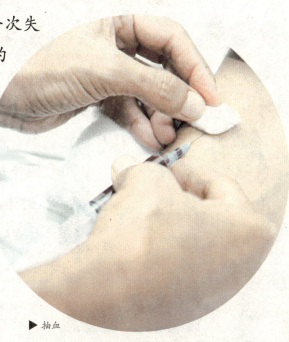

▶ 抽血

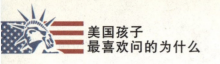
124 为什么人长到一定高度不再长?

一个人能够正常成长,与内分泌系统有关。内分泌系统由多种内分泌腺体所组成,包括脑垂体、甲状腺、甲状旁腺、肾上腺、性腺和胰岛等。这些腺体分泌出各种对人体具有特殊效应的物质,叫作激素。脑垂体是人体内分泌的中心,它负责分泌生长激素和一些其他激素。

生长激素是促进我们人体生长发育最主要的激素,它能刺激身体长骨端部的软骨细胞分化、增殖,使长骨生长,不断长长,人的个子也就慢慢长高了。人的个头儿在十几岁的时候长得最快,二十岁后身高会达到顶峰。此后,随着年龄的衰老,我们的脊柱和关节上的软骨会渐渐失去水分,于是个头儿也会跟着逐渐变矮。

125 人为什么会有高有矮?

人的个头儿高矮主要取决于遗传,比如父母个子都高的话,孩子的个子通常也不会矮;如果父母个子都矮的话,孩子的个头儿往往也比较矮。除此以外,个头儿的高矮还和营养、睡眠、体育锻炼、环境等因素有关。如果营养不良,缺乏锻炼,睡眠不足,即使父母身材高大,孩子也不一定能长高。

▲ 身高、体重等各项指标,不但反应儿童青少年生长发育状况,而且与身体各组织器官的发育相吻合

猜猜看:人体最大的器官是什么?

126 巨人症和侏儒症是怎么回事？

任何一种内分泌细胞的功能失常,都会导致一种激素分泌过多或缺乏,从而引起各种疾病,使身体不能进行正常的新陈代谢活动。巨人和侏儒的出现,主要是因为脑垂体发生了病变。如果脑垂体分泌的激素不足,可以导致侏儒症;如果人在非常小的时候脑垂体分泌的激素过多,则以后会得巨人症。

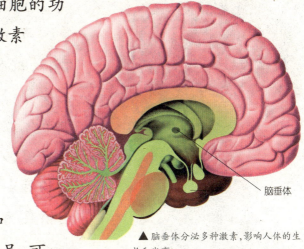

脑垂体

▲脑垂体分泌多种激素,影响人体的生长和发育

◄与正常成人相比,患侏儒症的人身材特别矮小

测量自己的身高

在父母的帮助下,用立式身高计或固定于墙壁上的立尺测量自己的身高。测量时应脱去鞋子,背靠身高计立柱或墙壁,脚跟、臀部及两肩同立柱或墙壁接触,取立正姿势。

127 什么是松果体?

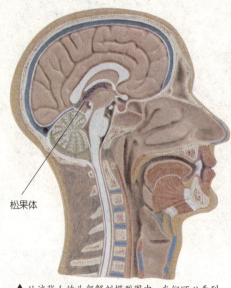

松果体又叫松果腺,是一个重要而且十分活跃的内分泌器官,还被人们称为"第三只眼"。它主要分泌褪黑激素,有改变肤色、调节体温、影响生殖等功能。科学家发现,人体的智力生物钟、情绪生物钟和体力生物钟的调节也是由松果体来执行的。因此,松果体也被看作是人体"生物钟"的调控中心。

松果体

▲ 从这张人的头部解剖模型图中,我们可以看到,松果体在人的大脑中只占了很小的一部分,如果不仔细辨认就无法看见

128 人体最大的内分泌腺是什么?

甲状腺是人体最大的内分泌腺,位于人的脖颈前部。它有一项特殊的本领,就是把全身大多数的碘集中起来,加上蛋白质,制造甲状腺激素。甲状腺激素能促进身体发育和新陈代谢,使人体保持正常的生活能力和抵抗力。如果甲状腺激素分泌过多,会引起甲状腺肿大;分泌不足会导致身材矮小、智力低下。

关于甲状旁腺……
在甲状腺附近,有一些很小的内分泌腺体,这就是甲状旁腺。大多数人生长着4个甲状旁腺,总重量约100毫克。甲状旁腺素的正常分泌,可以使血液中钙与磷保持适宜的比例。

129 胸腺有什么功能？

胸腺是人体重要的淋巴器官，能分泌胸腺激素和其他一些激素类物质。胸腺承担着人体免疫系统各细胞的"日常训练"工作，与人体的疾病和衰老有密切关系。胸腺恰好在我们心脏的前面，在和疾病做斗争的过程中，非常重要。因为它能使白细胞辨认出入侵的细菌，并帮助它消灭细菌。

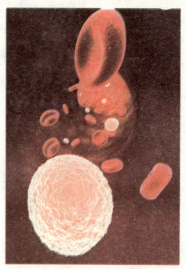

▲ 白细胞在胸腺作用下识别并消灭细菌

130 为什么扁桃体会发炎？

扁桃体位于人的咽喉部，是人体重要的免疫器官之一、呼吸道的第一道防线。它能产生淋巴细胞，阻止和消灭由口鼻处进入人体的病菌和病毒，防止疾病发生。扁桃体之所以会经常发炎，是因为它的结构有点像海绵，有很多细小的小孔和裂纹，因此很容易遭到细菌和其他微生物的侵袭。

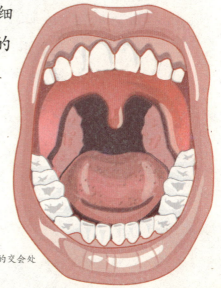

▶ 扁桃体位于消化道和呼吸道的交会处

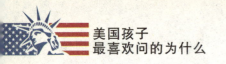
131 什么是淋巴？

淋巴也叫淋巴液，是人或动物体内的无色透明液体，里边含有淋巴细胞。淋巴存在于人体的各个部位，在人体的免疫系统中发挥着至关重要的作用。淋巴在遍布全身的淋巴管中循环，最后流入静脉。

132 人体最大的淋巴器官是什么？

脾脏是人体中最大的淋巴器官，位于左上腹部，主要功能是过滤和储存血液。它是一台"过滤器"，能过滤血液，除去衰老的红细胞，使血液中的红细胞始终能保持旺盛的活力工作。除了这个作用，脾脏还会扮演人体血库的角色，用来储备多余的血液。

▲人体淋巴系统

关于淋巴系统……
淋巴系统是一个遍布全身的网状液体系统，有许多管道和淋巴结。毛细淋巴管遍布全身，收集多余的液体。沿着毛细淋巴管有一百多个淋巴结或淋巴腺，身体的颈部、腹股沟和腋窝处特别密集。当病毒侵入人体发生感染时，淋巴结会肿大疼痛。

133 胆囊有什么作用?

胆囊是位于肝脏后方的一个梨形囊袋状器官,颈部与胆囊管相连,具有浓缩和储存胆汁的作用。以前人们以为胆囊切除后对人体影响不大,但现在人们发现,胆囊被切除后,胆汁会流入胆道、胃、肠等部位,对人体产生一些负面影响。

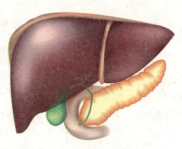

▲胆囊示意图(绿色部分)

134 阑尾是无用的器官吗?

阑尾是人体中一段细长弯曲的盲管,在腹部的右下方,位于盲肠与回肠之间。以前人们常因阑尾炎而切除"无用的"阑尾,但现在一些研究结果发现,阑尾并非一无是处。它具有丰富的淋巴组织,能参与人体的免疫功能;同时,它还能分泌多种物质和各种消化酶,以及促使肠管蠕动亢进的激素等。

▶ 阑尾也有用处,并非无用的器官

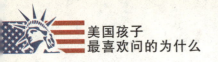
135 为什么饿了肚子会咕咕叫？

我们在吃饭的时候，吞咽到肚子里的不只有食物，还有空气。当食物顺着食管被送入胃里，这些气体也会随之进入人的胃中。

我们知道，胃能够自己分泌胃液，于是胃液再加上被吞下去的气体就一起存在于人的胃里边。当胃壁处在剧烈收缩的情况下时，胃部肌肉会挤捏揉压其中的气体和液体，这就像我们在用手洗衣服时，衣服里如果有空气，会听见有气体窜出的声响一样，于是我们就会听见肚子叫。特别是当我们饥肠辘辘之际，胃部肌肉会产生相互拉扯的运动，使得胃里的气体和液体受到挤压从而发出声响。

> **不可思议**
>
> 胃在消化系统中具有非常重要的作用，它就像一个食物搅拌器一样，把人吃到肚子里的食物全都捣碎，以便于吸收和消化。

◀ "饥不择食"是说人饿的时候，食欲强烈

136 为什么胃不会把它自己消化掉？

　　胃是消化系统中的主要器官，是消化管"分厂"的"酸化车间"。它是一个由三层平滑肌组成的口袋，形状好像胖胖的烤鸭。胃能自动伸缩，同时分泌出大量含有盐酸的胃液，来分解消化食物。适宜的酸度和温度是胃正常工作的必要条件，虽然胃里的酸性成分很大，但它本身也能分泌一种弱碱性的

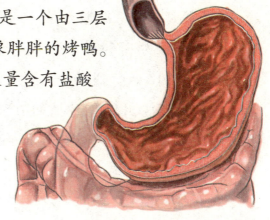

▲ 胃的结构图

黏液，这种黏液能与胃酸中和。另外，由于人的胃黏膜细胞自我更新能力很强，会及时弥补胃液给胃带来的暂时性损伤，所以在正常条件下，胃是不能消化自己的。

　　如果胃内产生的胃酸过多使人的体内环境呈酸性，或者空腹吃药，损伤胃壁，胃就会开始消化自己，甚至会引发胃溃疡等疾病。

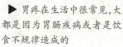

▶ 胃疼在生活中很常见，大都是因为胃肠疾病或者是饮食不规律造成的

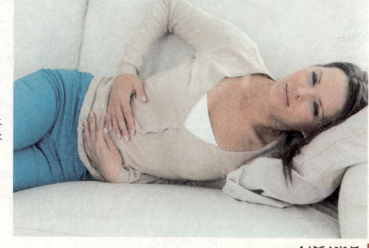

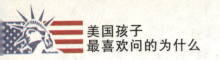
137 人为什么会打嗝?

在我们的胸腔和腹腔之间，有一个像帽子似的厚厚的肌肉膜，称为膈肌，它将胸腔和腹腔分隔开。和身体其他器官一样，膈肌也有神经分布和血液供应。我们在日常生活中常会有打嗝的现象出现，比如受到寒冷刺激、吃得过饱、吃饭过快、吃进干硬食物等，都可能出现暂时性的打嗝。这些外界的刺激被神经系统传导给大脑以后，大脑会发出指令，使膈肌出现阵发性和痉挛性收缩，于是我们就会打嗝。

在打嗝的时候，我们可以试着喝点温水，也可以进行深呼吸，或者憋气，这些方法都可以帮助我们停止打嗝。

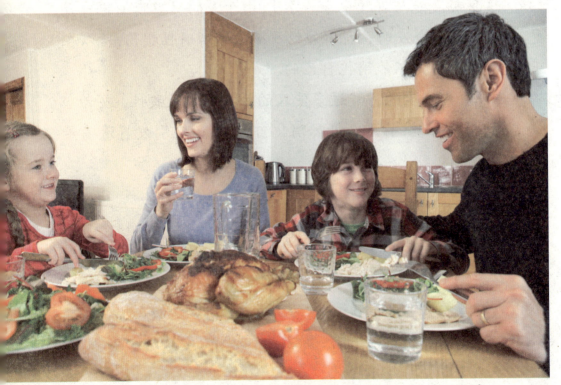

▲ 在生活中，人们常常因为吃饭急或吃饭时说话吞入了较多的空气，而出现打嗝的现象

138 为什么躺着也能喝水、吃东西?

食物和水在进入消化系统时,主要是依靠两个力量,一个是重力,另外还有一个重要的力量,就是食管肌肉的力量。当我们躺着喝水、吃东西时,食物在食管肌肉的蠕动作用下也可以进入到胃里。

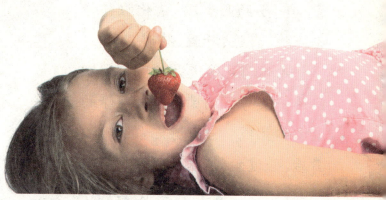

▲ 躺着吃东西的习惯非常不好

139 为什么人要咀嚼食物?

咀嚼食物是为了更好地使人体充分吸收食物中的营养成分。由于人体的消化管道无法直接从食物中获取营养,必须在口腔经过咀嚼这道程序,使食物变成糊状才能充分吸收。另外,这也可以保护我们的消化器官免受伤害。

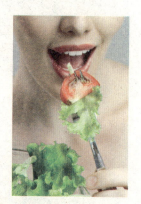

▲ 牙齿可以将食物嚼碎

人体数字

据研究,在24小时内,一个人的吞咽次数大约为580次,这是因为即使不吃东西,我们也得不断地把口腔分泌的唾液吞咽进去。

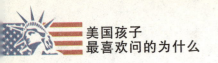

140 食物是怎么在人体内消化的?

人体消化系统由消化道和消化腺两部分组成,消化道包括口腔、咽、食管、胃、小肠和大肠;消化腺包括唾液腺、胃腺、肝脏、胰脏、肠腺。

人体消化管道是从口腔到肛门的一条弯弯曲曲、粗细不等的流水作业线,它是消化系统重要的工作流程。食物在口腔被咀嚼后,经过食管,来到了胃。经过胃的酸化加工,再进入小肠。小肠是"过滤车间",分解和消化脂肪、蛋白质、糖等营养物质,并将剩下的废物送到大肠。大肠是"废料车间",也就是形成粪便的地方,人体的废料从这里经由肛门排至体外,这时,整个的消化过程才算完成。

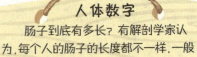

人体数字

肠子到底有多长?有解剖学家认为,每个人的肠子的长度都不一样,一般约为身高的 4~5 倍。

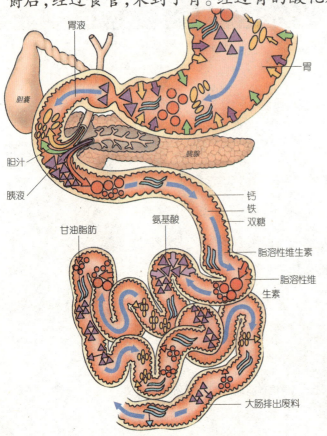

胃液

胆囊

胆汁

胰液

胰腺

胃

甘油脂肪

氨基酸

钙
铁
双糖

脂溶性维生素

脂溶性维生素

大肠排出废料

▲ 消化系统

141 为什么说肝脏是人体的化工厂?

肝脏是人体最大的腺器官,人体吸收的各种物质的转化、合成都是由肝脏来完成的。它就像我们身体里的一个化工厂一样,我们身体所需要的许多蛋白质都是在这里合成的。

肝脏同时也是人体最大的解毒排毒器官,它的主要功能之一就是解毒。肝脏对来自体外和机体自身代谢产生的毒素具有强大的防御及解毒功能,能够化解细菌、酒精和其他毒素。此外,我们血液中的红血球之所以能源源不断地满足生长发育的需要,这也多亏了肝脏的帮忙。大约在胚胎发育的时候,肝脏就担负了为胎儿造血的任务。

▲ 肝脏

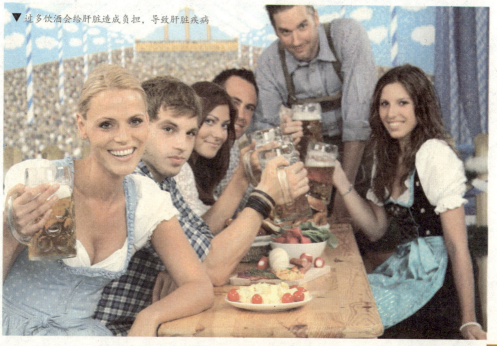

▼ 过多饮酒会给肝脏造成负担,导致肝脏疾病

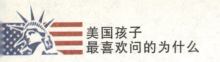

142 为什么说肾脏是人体的清洁站?

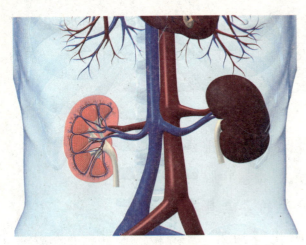

▲ 肾脏保证了机体内环境的稳定,使新陈代谢得以正常进行

肾脏是泌尿系统的主要器官,也是人体最主要的排泄器官。它好比人体的清洁站,能从血液中把有毒物质过滤出来,然后排放到尿液里。肾脏位于我们身体腰后部的脊柱两侧,左右各一个,大小如拳头,形状很像蚕豆。肾脏的基本结构单位叫肾单位。在显微镜下可以看到,每个肾脏竟由100多万个肾单位组成。每个肾单位又包括肾小体和肾小管两部分。肾小体由肾小球和肾小囊构成,肾小管是与肾小囊相连通的管子。

肾脏由于要接触体内各种各样的物质,也会得多种疾病,肾炎和肾结石最为常见。因此,为了肾的健康,我们应注意保护。

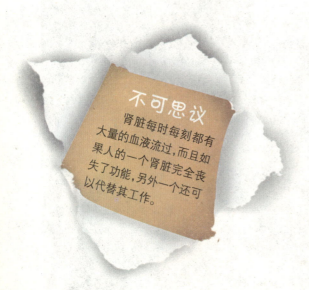

不可思议

肾脏每时每刻都有大量的血液流过,而且如果人的一个肾脏完全丧失了功能,另外一个还可以代替其工作。

143 人为什么在情急时力气特别大?

人在情急的情况下,肾上面的小腺体分泌出一种强有力的化学物质——肾上腺素。只要有少量的肾上腺素进入血液中就会使血压上升,人体中储存的糖就会被送到血液中,给肌肉提供大量的能量,使肌肉收缩有力,所以此时人的力气就特别大。

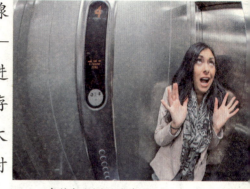

▲ 情急时力气也会特别大

144 人会被吓死吗?

人在受到过度惊吓后,会产生强烈的"应激反应"。如果这种反应过于强烈,大脑就会命令肾上腺分泌大量的茶酚胺。茶酚胺会促使心跳突然加快,加速血液循环,血压升高,使心脏不堪重压而猝死,人最终因受惊过度而亡。所以说,过度的惊吓的确能置人于死地。

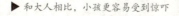

▶ 和大人相比,小孩更容易受到惊吓

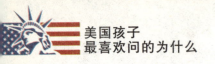

145 尿是怎么形成的?

泌尿系统就像人体中的一个废水处理系统,把人体代谢产生的废物和多余的水分由血液送到肾,在肾里形成尿液,然后经输尿管、膀胱、尿道排至体外。

尿液的形成过程包括肾小球的过滤作用和肾小管的重吸

关于膀胱……

尿液并不是一产生就被排至体外的,而是先贮存在膀胱中。膀胱的开口部有一种肌肉叫括约肌,当它收缩时,尿液排出的通道就关闭起来,不让尿液排出;当它放松时,通道便打开,尿液被排至体外。这种肌肉的活动是由大脑控制的。

收作用。当血液流经肾小球时,血液中除血细胞和大分子蛋白质外,其他成分如水、无机盐类、葡萄糖、尿素、尿酸等物质,都可以由肾小球过滤到肾小囊腔内,形成原尿。原尿流经肾小管时,其中对人体有用的物质,被肾小管重新吸收回血液,而剩下的废物则由肾小管流出,形成尿液。之后,尿液会进入肾小盂,经过肾小盂的收缩进入输尿管,再经过输尿管的蠕动进入到膀胱。

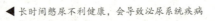
◀ 长时间憋尿不利健康,会导致泌尿系统疾病

146 人为什么会放屁？

屁其实是人体通过消化道排出的气体，放屁也是一种每个人都有的生理现象。人体内的气体是不断产生和不断排出的，一个人每天通过消化道的气体总量有不少。这些气体一部分是我们在呼吸、说话和吃东西时被吞入或吸入体内的，还有一部分是我们吃过的食物在消化道里被细菌发酵而产生的，再有一部分是扩散到腔肠内的二氧化碳。

消化道里的大部分气体集中在大肠，主要成分是氮气和二氧化碳，还有少量的氧、氢和甲烷，还夹杂有氨、硫化氢、吲哚和粪臭素，大肠里的气体最终经肛门排出后就是难闻的臭屁。

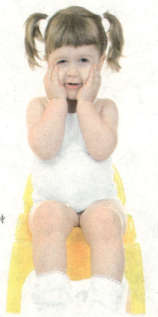

▶ 放屁是一件很尴尬的事情，特别是发生在公共场合

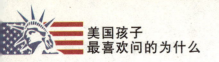
147 为什么我们会长得像爸爸或妈妈?

当我们照镜子的时候会发现,自己有些地方长得像爸爸,有些地方像妈妈,这种现象就叫作遗传。人的相貌是由细胞内染色体上的遗传物质基因决定的。人的染色体分别来自于爸爸和妈妈。而爸爸和妈妈谁的染色体基因表现得比较突出,孩子就长得像谁。比如妈妈的皮肤比较白,爸爸的皮肤黑,妈妈的染色体基因表现得强烈,那他们孩子的皮肤就像妈妈。

其实,不仅爸爸和妈妈的一些特征可以传给孩子,爷爷、奶奶、外公、外婆的某些特征也能遗传给隔代的孩子,因为这些人之间都有血缘关系。

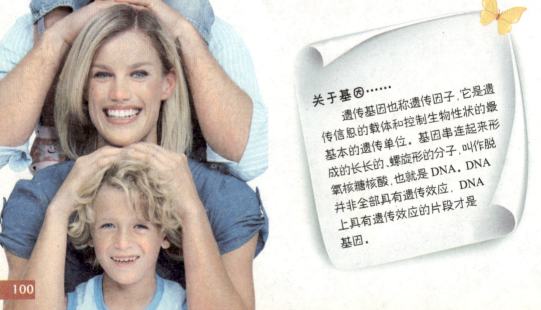

◀ 一家四口

关于基因……
  遗传基因也称遗传因子,它是遗传信息的载体和控制生物性状的最基本的遗传单位。基因串连起来形成的长长的、螺旋形的分子,叫作脱氧核糖核酸,也就是DNA。DNA并非全部具有遗传效应,DNA上具有遗传效应的片段才是基因。

148 为什么每个人都长得不一样？

我们知道基因可以帮助我们继承来自父母的信息，但是因为组成基因的DNA非常复杂，这些生物分子的组合有着很大的偶然性和随机性，哪怕是一个微小的排列顺序的调换都可能会对一个即将诞生的新生命产生极大的影响，我们把这称之为基因重组，而基因重组则是生物进化过程中除遗传外的另一种非常重要的进化方式——变异的一种情况。

除此之外，基因突变和染色体变异也会导致变异的产生，并且这样的变异是可以遗传给下一代的。大自然就是这样的神奇，正是因为有了变异，所以我们才有了"人各有貌"这样的有趣现象。

▼ 不同相貌的人

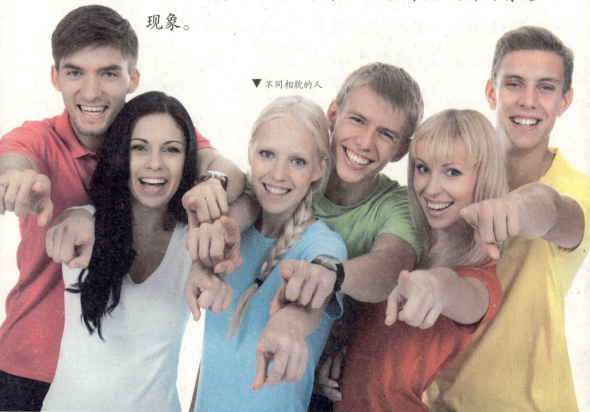

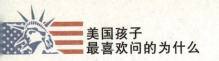

149 胎儿是怎样孕育的?

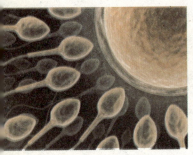

▲ 卵细胞受精图

在自然界,包括人在内的很多生命体都是通过两性结合的方式来繁衍后代的。在人体中,精子和卵子是主要的生殖细胞。任何一个完整的生命体都是由单个的细胞发育而成的,而这个单细胞则由受精产生。

在卵子受精的过程中,许多精子都想努力进入卵子,它们以极快的速度冲向卵子,但最终只有游动速度最快、最健康强壮的精子才有机会和卵子结合,形成一枚受精卵。受精卵会在母体子宫内分裂成很多个细胞球体,并变成胚胎。胚胎长到初具人形时,就称为胎儿。胎儿在妈妈体内一天天长大,最后从妈妈的产道里产出。

150 胎儿在母体中吃什么?

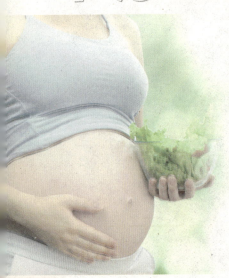

▲ 孕妇

胎儿在妈妈肚子的"家"叫作子宫。子宫像一个用粉红色肌肉做成的梨形口袋,由韧带悬挂在妈妈的下腹部。人在生命的最初阶段,都是在那里开始成长发育的。妈妈的子宫就像一个舒服的泳池,里面充满羊水,胎儿就睡在这里,并且靠与妈妈连接的脐带从妈妈的身体中汲取营养。

151 双胞胎为什么长得非常相似?

妈妈体内的受精卵形成以后,在发育早期仅仅含有几个细胞,这些细胞多数情况下会形成一个胚胎。这时候如果受精卵一分为二,那么很可能会形成一对双胞胎,我们将这样诞生的双胞胎称为"同卵双胞胎"。由于是从一个细胞里分裂的,所以他们往往性别相同,长相也非常相似。

人体数字
当一个精子与一个卵子结合时,由于各个染色体的组合,一对夫妇生出不同类型子女的机会可达到 70 多亿种。

▼ 双胞胎

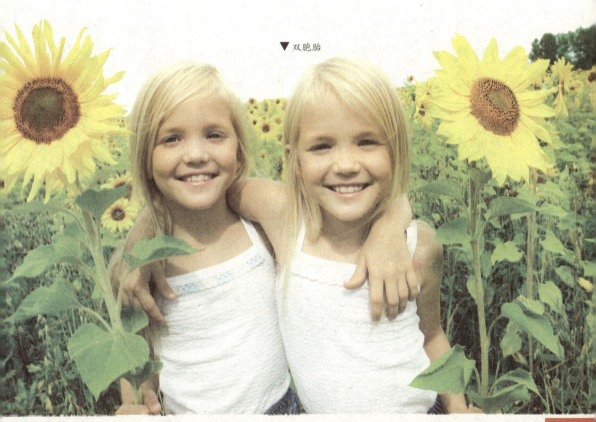

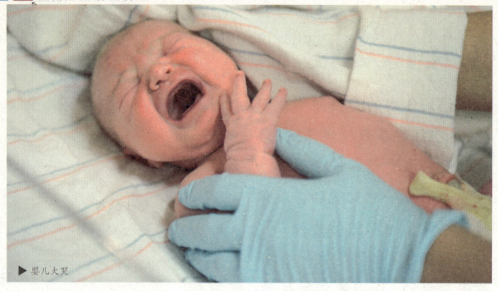

▶ 婴儿大哭

152 婴儿出生时为什么会大哭?

婴儿刚出生时大哭, 实际上这是他在呼吸。婴儿在妈妈肚子里的时候, 通过脐带和胎盘汲取氧气和养分, 他不需要呼吸, 肺部也没有气体。而出生后, 婴儿就不再是蜷缩成一团, 肺腔随着扩张, 这时他就吸进了第一口空气。紧接着的吸气动作, 迫使肺内空气外出, 冲出的气体冲开了声带, 声带震动就发出了声音, 于是就形成了婴儿的哭声。

而且婴儿刚出生时, 多半处于缺氧状态, 呼吸不正常, 他要不停地大口呼吸。所以, 每个婴儿出生后都要 "哇哇" 地大哭一阵, 等到呼吸正常了, 就不哭了。

不可思议

婴儿一生下来就具备了吃的能力, 只是这时它们还没有咀嚼的能力, 只能 "喝" 东西, 而它们的主要食物就是母乳。

153 为什么肚子上会有肚脐眼儿？

　　肚脐眼儿是婴儿刚出生时脐带被剪断时留下的。婴儿出生后，胎盘和脐带失去了原有的作用，于是医生就把它剪掉。由于脐带上没有痛觉神经，婴儿也就不会感到疼痛。脐带剪掉以后，起初会在宝宝身上留下 2 ～ 5 厘米的一截"尾巴"。一段时间后，这部分脐带会变干、变黑并缩小，最后自己脱落，从此就在人身上永远留下一个小小的肚脐眼儿。

　　那么，这个肚脐眼儿就再没有任何作用了吗？其实也并不是这样，如果你用胶带或者别的东西把肚脐眼儿贴上封起来，可能会引起便秘等不适症状。这说明肚脐还在发挥着某些作用。

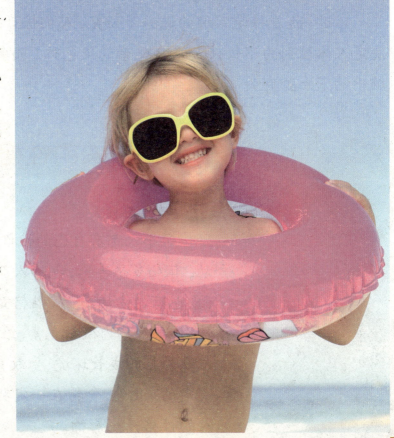

▶肚脐是柔弱的部分，平常要注意保护，不要受凉或用手抠等

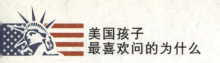
154 人的性别是由妈妈还是由爸爸决定的?

对于人类来说,性别差异应该是我们每个人从小就开始了解的事实。我们知道,人类体内的每个细胞中一般都含有 23 对染色体,其中 22 对从形态上看几乎不存在性别差异,但是第 23 对染色体却有着明显的性别之差。在女性细胞中,这对染色体是一对相同的 X 染色体,而男性则是由一条 X 染色体和一条 Y 染色体组成。Y 染色体是男性独有的染色体,它是决定一个胎儿是男孩还是女孩的基本条件。

不过,随着科学家们的进一步研究,人们惊奇地发现,能够决定人体性别的不仅仅是来自父亲的染色体,而且很可能与大脑中的下丘脑有关。

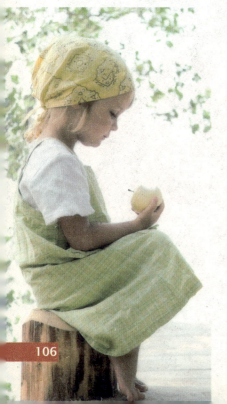

155 人的性格是由什么决定的?

每个人都有自己的性格,有人活泼好动,有人多愁善感,也有人既有开朗的一面,也有内向的一面。性格是由内在的遗传因素、人体内微量元素、维生素的变化,以及外在的成长环境、受教育程度等共同决定的。此外,食物在一定程度上也会对人的性格产生影响。

156 男孩为什么会长胡子?

胡子通常指男性上唇、下巴、面颊、两腮或脖子的胡须。在男性的身体里,有一种叫雄性激素的分泌物,这种物质能使得男性的脸上长出毛茸茸的胡子。一般情况下,男孩会从十三四岁起就开始产生雄性激素。随着年龄的增长,男孩身体里边的雄性激素不断增多,胡子也就慢慢长了出来。

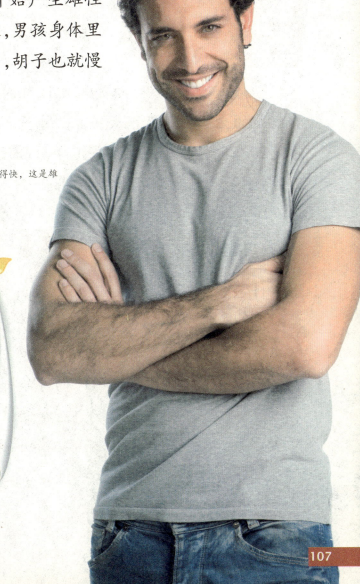

▶ 男性一般都会长胡子。胡子比头发长得快,这是雄性激素作用的结果

关于胡子……

30岁左右是男性胡子长得最浓密的一个时期,此后会慢慢减少,因此有人说胡子会越剃越多也并不全对。成年男性胡须的多少还会因人而异,正因为这样,有的人长了一脸大胡子,而有的人胡子则只是稀稀拉拉的一点点。

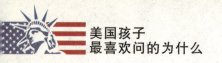
157 为什么人都会衰老？

衰老是一种自然规律，是人体器官功能退化、弱化的结果。衰老的主要原因是细胞的老化。人开始衰老时，身体器官的功能会逐渐降低、身体新陈代谢的速度也会下降，记忆力减退、皮肤变皱、头发变白变稀、行动迟缓、骨质变脆、视力下降等状况。

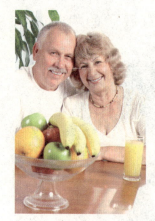

▲ 老年人

人在度过更年期以后，就逐渐进入老年期，这是人生过程的最后阶段。人体的衰老和细胞的生长变化有很大关系。由于细胞增殖是有规律的，并不是没有止境。当人到了一定年龄阶段，细胞的交替更新会变迟缓，于是人就会表现出衰老的迹象。

158 人究竟能活多长时间？

科学家发现，人类从胚胎到成人，再到死亡，其成熟的纤维母细胞最多可进行 50 次左右的有丝分裂，每次周期约为 2.4 年，以此推算人类的自然寿命应为 120 岁左右，但实际上大多数人的寿命并没有那么长。良好的心态和健康的情绪是健康长寿的重要秘诀，另外合理的饮食、作息习惯，以及适量的运动也都有助于长寿。

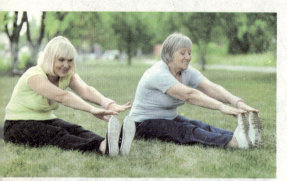

◀ 合理的生活方式和适量运动有利于长寿

159 为什么女性的寿命比男性长？

由于女性的身体构造和男性有较大的差别，这使得她们比男性有更多的先天优势得以长寿。比如，女性的免疫系统比男性衰退得晚；女性新陈代谢速率比男性低等。有趣的是，有科学家认为，女性较男性易落泪，通过泪水可以及时排出有害物质，推迟了器官的衰老。

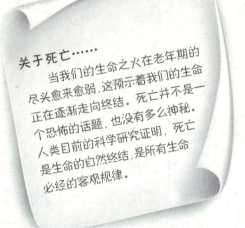

关于死亡……

当我们的生命之火在老年期的尽头愈来愈弱，这预示着我们的生命正在逐渐走向终结。死亡并不是一个恐怖的话题，也没有多么神秘。人类目前的科学研究证明，死亡是生命的自然终结，是所有生命必经的客观规律。

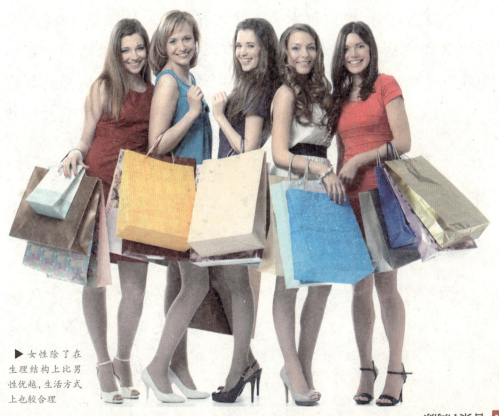

▶ 女性除了在生理结构上比男性优越，生活方式上也较合理

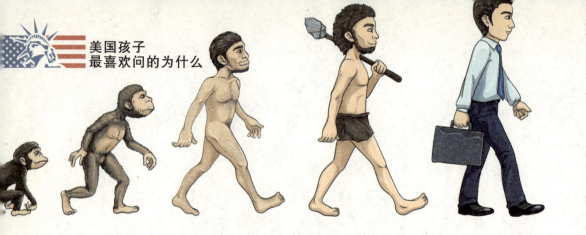

160 人类仍然在进化吗,会进化成什么样子?

所谓进化,是一种自然选择的结果。在自然界,只有适应周围生活环境的生物才能生存下去,人类发展到今天这一步,也是对自然界不停地适应和进化的结果。

200万年前,我们祖先的大脑只有现代人的一半,但是肌肉和牙齿却发达得多。所以,现在有人推测,在未来的100万~200万年之后,人类的大脑会继续变大,但是身体会变得更加脆弱,而且一些作用不大的部分将会退化掉,比如盲肠。但是,在未来的1000年左右,人类虽然在进化,但是变化不会很明显。在过去的1000年,甚至5000年中,人类并没有太大的变化。在未来,人类变化最大的也许是身体的健康程度和寿命的延长。

关于生物的进化……

达尔文是生物进化论的创始人,他认为现存于地球上的生物,都是自然选择的结果,主要包括遗传变异、生存竞争等。英国生物学家华莱士与达尔文同时提出了类似思想,并于1889年第一次把达尔文的学说称为"达尔文主义"。

161 人类越来越高是不是正在进化的一种表现呢?

人类的个头儿越来越高,这并不是进化的原因,而是营养的问题。现代人的营养越来越好,导致了身高的不断增加,至少在发达国家是这样的。

在过去的 200 年内,医学和营养的发展进步,在人类的身高和身体健康状况的发展上,起到了极大的作用。不过,人类的身高是不会无限制地增长下去的,身高是遗传基因和生活环境共同作用的,这些决定了人的身高有一个最高值,但是因为民族和种族的不同,这个最大值也不同。生物学上认为,身高的最大值应该是 2.20 米,超过这一限值,人类平衡性和组织的稳定性都会受到伤害。

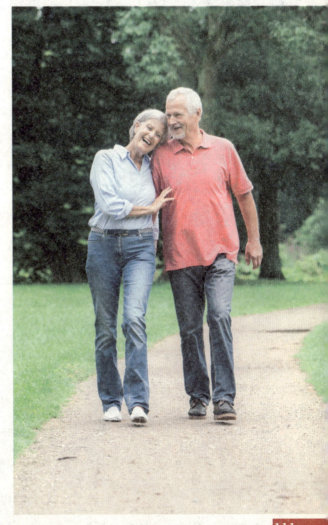

▶ 人类越来越高,越来越长寿,是营养、医学和社会进步的结果

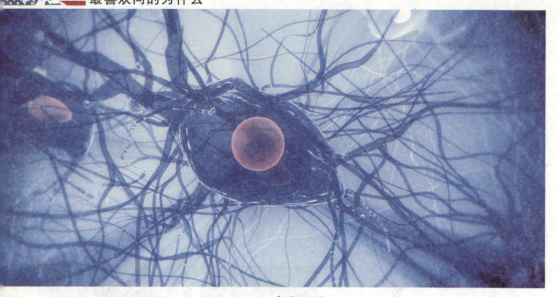

▲ 神经细胞

162 人体是由什么组成的?

细胞是人体最小的组成单位,它是一类肉眼看不见的微小物体。细胞有着自己的组织结构,虽然不同细胞的形状、大小和功能都不一样,但它们的基本结构是一致的,通常由细胞膜、细胞核和细胞质组成。

关于细胞与器官……
　　人体的组成就像一个军队,细胞是最基本的单位士兵;组织好比一支支队伍,由许多功能相似的细胞集合在一起形成;不同的组织以其中一个为主体,有机结合在一起,就构成了器官.

人体细胞大家族中的成员非常多,而且每个细胞都含有构建和支配人体所需要的各种信息。人们根据细胞不同的功能,把它们分为红细胞、白细胞、骨细胞和卵细胞等。人体总共约有40万亿~60万亿个细胞,每分钟人体约有一亿个细胞死亡,但与此同时又会有许多新的细胞产生。

猜猜看:人体最大的细胞是什么?

163 人体细胞为什么会死亡，如果不死会发生什么？

细胞是形成生命的基本单位，它们也有着自己的生命周期，到了一定的时间就会宣告死亡。在自然界，细胞的死亡有时却是植物或者动物生长发育的必要环节。比如，树叶的基部细胞每到秋天都会死亡，基部细胞死了之后，树叶就会落

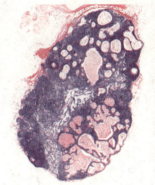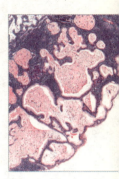

▲ 癌细胞由"叛变"的正常细胞衍生而来，经过很多年才变成肿瘤

下来。动物也是如此，如果蝌蚪的细胞不衰竭，它们就不会变成青蛙：蝌蚪尾巴的细胞注定是要死的，而新长出的细胞则可以让蝌蚪长出腿，变成青蛙。

同样，细胞的衰竭在人类胎儿的发育中也起着重要的作用。胎儿在母亲的子宫里时，手指之间是有蹼的，然后蹼细胞会渐渐死亡而手指继续发育。但是，如果这些本该死亡的细胞继续存活下去，则可能会变成肿瘤。

▶ 人类脑细胞仍然是处于一个不断减少的过程，这个过程持续终身

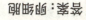

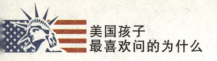
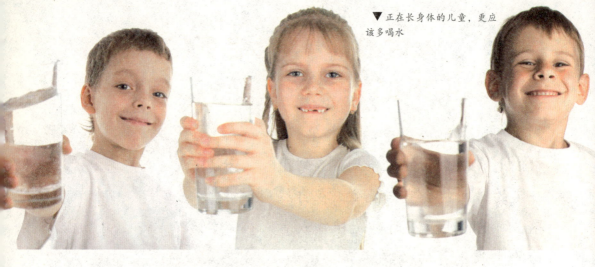

▼ 正在长身体的儿童，更应该多喝水

164 为什么水对我们来说很重要？

水是人体结构的重要部分，它促进细胞的新陈代谢，并参与维持细胞的正常形态和完整细胞膜的组成。一般来讲，水在机体内划分为三大"水域"，即细胞内液、细胞外液和血浆。水是人体细胞的重要成分，是人体各种生理活动不可或缺的物质之一，也是人体中含量最多的物质。

水可溶解各种营养物质，如脂肪和蛋白质等要成为悬浮于水中的胶体状态才能被人体吸收；水还可帮助人体输送氧气和营养物质，排出代谢废物；人通过呼吸和出汗排出水分，以此来调节体温；水还是体内的润滑剂；另外，人通过喝水发汗还可排除体内的毒素。而人体一旦水分摄入不足或水分丢失过多，则可能引起脱水。

不可思议

水过多也不行。如果水的摄入量超过肾脏排泄的能力，就会导致"水中毒"，使人精神恍惚、昏迷，甚至死亡。

165 为什么喝饮料代替不了喝水对人体的作用?

　　水是人体不可缺少的物质,虽然我们饮用的各种饮料中也含有大量的水,但是否能用喝饮料来代替喝水呢? 答案是否定的。

　　我们身边的饮料种类繁多、口味各不一样,但它们有一个共同点,那就是几乎都含有糖。糖进入人体后能转化为能量供人体利用,而人体对糖是边消化边利用的,少量糖的摄入还能够治疗某些疾病和增加运动能力。但如果糖类摄入量过多,则会使人体血糖升高,从而影响人的食欲。糖还会刺激胃肠道,促进胰腺产生大量胰岛素,而胰岛素又会把血液中更多的钾离子带进细胞,造成低血钾,结果使人产生头晕、恶心、全身无力等症状。此外,含糖的饮料对牙也有腐蚀作用。

▼ 由于果汁型饮料中糖分含量过高,因此最好不要多喝

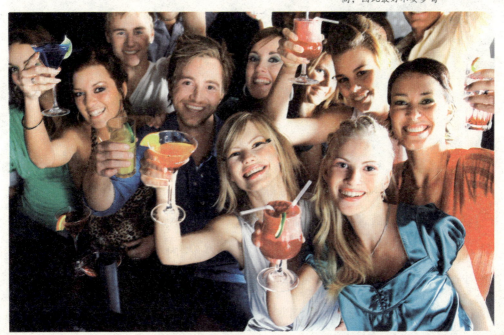

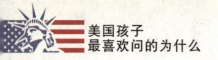

166 为什么说蛋白质是生命的基础?

蛋白质是一种复杂的有机化合物,是与生命及与各种形式的生命活动紧密联系在一起的物质,机体中的每一个细胞和所有重要组成部分都少不了蛋白质的参与。生物酶是最常见的一类蛋白质,它们是人体中重要的催化剂。人体缺乏蛋白质会导致全身浮肿、皮肤干燥病变、头发稀疏脱色、肌肉重量减轻、免疫力下降等病症。

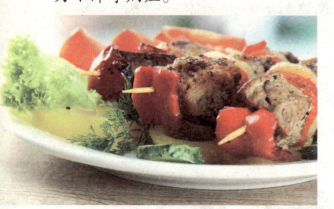

▲ 肉类食物中含有丰富的营养,是蛋白质、脂肪、维生素和无机盐的重要来源

▶ 蛋奶类含蛋白质高,我们平常应适量摄入

167 人体内的脂肪有什么用处?

脂肪是人体含量最多的脂类物质,也是人体内储藏能量的主要物质。与糖类不同,脂肪所含的碳、氢比例较大,氧的比例较小,所以产生热量比糖类高。脂肪在体内氧化分解后,变成二氧化碳和水,放出热量。它所产生的热量,是身体热量的重要来源。另外,脂肪还有保护内脏器官、维持体温恒定的作用。

猜猜看:人体缺乏哪种元素会造成甲状腺肿大?

168 矿物质对人体有益吗?

矿物质又称无机盐,是人体内无机物的总称,也是人体六大营养素之一。人体内除碳、氢、氧和氮主要以有机化合物形式存在外,其余存在于人体内的元素统称为无机盐或矿物质。在人体中,矿物质无法由自身产生、合成,但却是人体健康所必需的。人体每天必须摄入一定量的矿物质,才能维持身体各功能的需要。

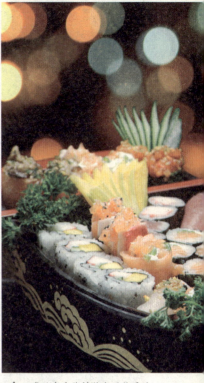

▲ 日常饮食中能够补充矿物质的食物有很多

169 人体中有哪些元素?

人体就好像是一个元素王国,包含了60多种元素。有些元素是维持身体正常机能运行所必需的,所以含量非常大,如钙、碳、磷、钾、硫、钠等,我们称它们为"常量元素"。另外,还有一些元素,它们在人体中含量很小,每种元素仅占体重的万分之一以下,如铁、锌、硒、铬、钴、碘等,我们称它们为"微量元素"。

关于微量元素……

尽管微量元素在人体中的含量非常少,但却缺一不可。微量元素与生命活力密切相关,摄取过量或不足,人就会出现疾病,甚至危及生命。目前比较明确的是,人体约有30%的疾病是由于微量元素缺乏或不平衡所导致的。

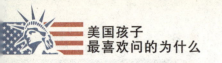
170 维生素是什么?

维生素即"维持生命的营养素",与矿物质一样,它也是维持人体生命活动必需的一类营养物质。维生素是个庞大的家族,就目前已知的维生素就有几十种,大致可分为脂溶性和水溶性两大类。前者包括维生素A、D、E、K,后一类主要包括维生素B族和维生素C。

大多数的维生素,在人体中不能自动合成或者合成量不足,这就不能满足人体的需要,所以必须经常通过食物来摄取。虽然人体对维生素的需要量很小,但是一旦缺乏就会引发相应的维生素缺乏症,对人体健康造成损害。如缺乏维生素A会出现夜盲症、皮肤干燥,缺乏维生素C容易出现坏血病,缺乏维生素B_1可得脚气病等。

关于维生素的发现……

维生素的发现是20世纪的伟大发现之一。1911年,卡西米尔·冯克在糙米中发现维持生命所必需的一种物质,建议命名为"Vitamine",中文意为"生命胺"。之后,许多维生素又被陆续发现。

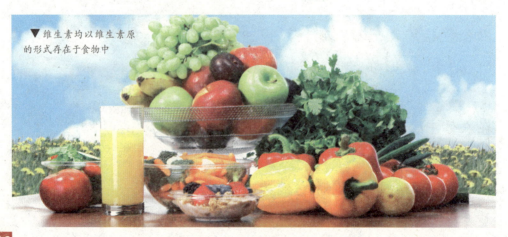

▼维生素均以维生素原的形式存在于食物中

171 维生素对人体有什么作用?

维生素可以从很多地方获得,对身体各个方面都有很大的益处。人体每时每刻都在进行着各种生化反应,其反应必须有酶的参与。酶要产生活性,必须有辅酶参加,而许多维生素是酶的辅酶,或者是辅酶的组成分子。因此,维生素是维持和调节机体正常代谢的重要物质。

▲ 维生素C大量存在于蔬菜中

例如,维生素B_1和碳水化合物、脂肪、蛋白质的新陈代谢有关;维生素B_{12}被认为是促进人和其他高等动物体内红细胞形成的要素;维生素K可以促进血液的凝结,在受伤时,尽量减少血液的流失;维生素E的存在禁止了身体组织被氧化;维生素C能生产胶原质。

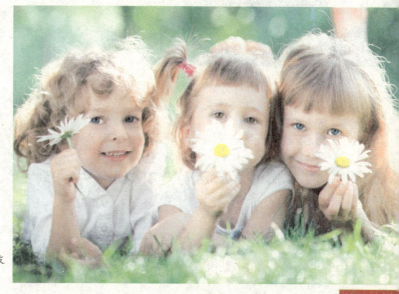

▶ 维生素在人体生长、代谢、发育过程中发挥着重要的作用

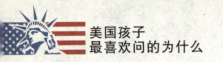
172 为什么一定要吃早餐?

人在经过一整夜的休息后，前一天吃的东西基本上已经消化完了，这时候身体里的能量正处于低弱状态。为了及时给身体补充能量，使我们能够精力充沛地开始一整天的工作，就需要好好地吃上一顿。人体进行各种活动，走路、运动甚至思考问题都需要消耗能量，而能量主要由我们吃的食物转化而来。

如果早餐吃得不好，我们的身体就得不到足够的能量，这会使人体很容易感到倦怠和疲劳，所以早餐一定要吃好。对于正在长身体的小朋友来说，吃好早餐，精力才能充沛，学习的知识才能记得牢。

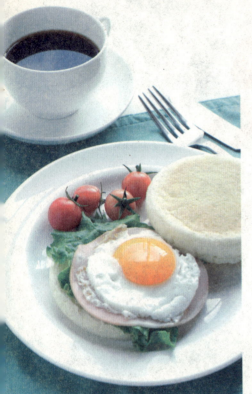

▲营养丰盛的早餐是一天热量的来源

173 一日三餐为什么要定时定量?

我们的胃肠活动是有规律的。每到吃饭时，胃就开始工作，分泌胃液消化食物。如果该吃饭时不吃饭，胃分泌出来的胃液就会对胃有刺激。长期下来，胃就会生病。另外，胃也有自己的容量，吃得太多或吃得太少都会伤害胃。

174 为什么不要多吃零食？

零食指的是正餐以外的一些辅助食品，如饼干、糖果、薯片等一些食品。如果吃太多零食，就会影响我们的身体健康。如果在吃饭之前吃零食，那么到了吃饭时间，就会吃不下去饭了，时间一长就会缺乏营养；经常吃零食，胃肠就要不停地工作，这样会导致消化不良；吃零食是用手拿着吃，如果手不干净，各种细菌就会进入肚子里，引起肠道传染病。

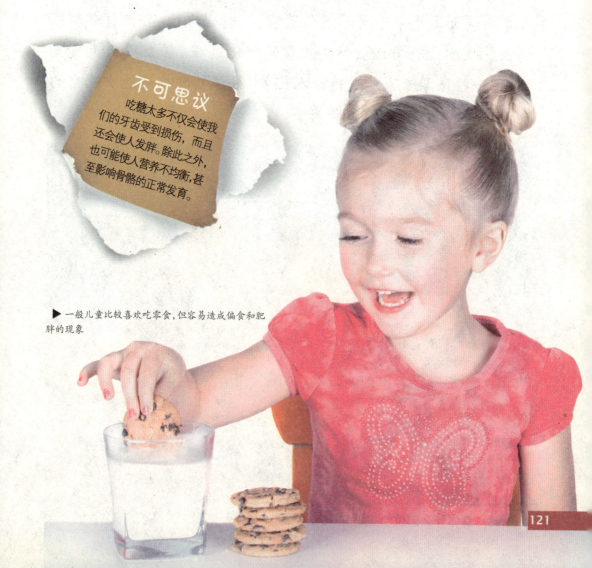

不可思议
吃糖太多不仅会使我们的牙齿受到损伤，而且还会使人发胖。除此之外，也可能使人营养不均衡，甚至影响骨骼的正常发育。

▶一般儿童比较喜欢吃零食，但容易造成偏食和肥胖的现象

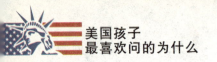
175 为什么夏天不宜多喝冷饮?

夏天的时候很多人因为天气热,喜欢喝一些冷饮,更有人将冷饮当成补充水分的重要途径。一些观点指出,不是每个人都适宜喝冷饮,特别是一些慢性病患者,喝冷饮更要有所选择,甚至应忌冷饮。因为患有胃溃疡、胃炎、消化不良等疾病的人,喝冷饮后容易刺激消化道黏膜,影响消化功能,加重病情。

另外,夏季特别是饭后最好也不要马上喝冷饮。因为饭后人体血液大多集中于胃等消化器官,此时喝冷饮,会使胃部扩张的血管收缩,减少血流,妨碍正常的消化过程。虽然夏天天气炎热,但一些医学专家还是建议人们要"祛湿",即尽可能少吃生的或者冷的食物,以免伤害脾胃。

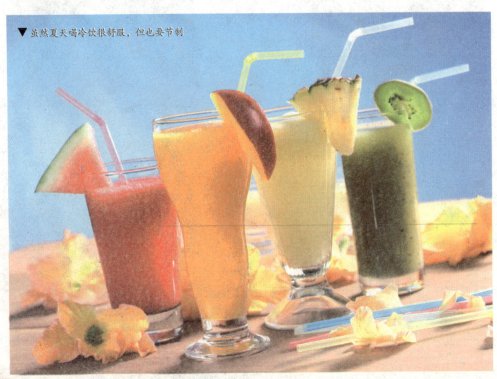

▼虽然夏天喝冷饮很舒服,但也要节制

176 不能空腹喝牛奶有道理吗?

因为奶中的乳糖不能被及时消化,并会被肠道内的细菌分解而产生大量的气体、酸液,刺激肠道收缩,出现腹痛、腹泻,因此喝牛奶之前最好先吃点东西,以降低乳糖浓度。

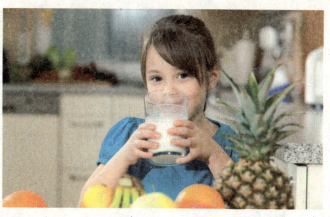

▲ 喝牛奶的孩子

虽然"空腹不宜喝牛奶"的观点已经被多数人认可,但也有观点认为人们之所以会在空腹喝牛奶时出现腹痛、腹泻等现象,是因为以前人们生活水平比较低,长期不接触奶制品,从而导致人体发生"乳糖不耐"所引发的。而现在人们的饮食生活发生了很大改变,很多小孩子和年轻人从小就经常喝牛奶,消化系统对牛奶中的乳糖适应力大大加强,所以即便空腹喝牛奶也没有不舒服的感觉。这样的说法到底有没有道理呢?或许也要根据每个人的体质来说吧。

关于牛奶……

清晨不宜把牛奶当成唯一的饮品。早晨起床后最好还是先喝一大杯白开水,然后再喝牛奶,因为牛奶的渗透压较高,在补充水分方面远不如白开水迅速和有效。白开水进入人体后可立即发挥新陈代谢功能,调节体温、输送养分。

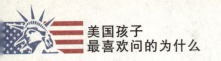

177 吃得太咸为什么会有损健康？

科学研究发现，经常食用过咸的食物不但会引起高血压、动脉硬化等疾病，而且还会损伤动脉血管，影响脑组织的血液供应，造成脑细胞的缺血缺氧，甚至可能导致记忆力下降。虽然这样的说法不免有些危言耸听，但对我们正在成长中的身体来讲，食盐过重可能使我们养成喜咸的口味，所以一定要纠正。

178 为什么不能以多吃水果代替吃蔬菜？

虽然很多水果也含有丰富的维生素，但蔬菜中特有的人体必需的一些物质却是水果所不能代替的。水果中虽然含有大量的维生素C，但其他营养元素都没有各种蔬菜中的丰富。另外，除鲜水果外，一般市场里的水果都会经过长时间的贮藏，水果本身的营养物质会受到破坏。

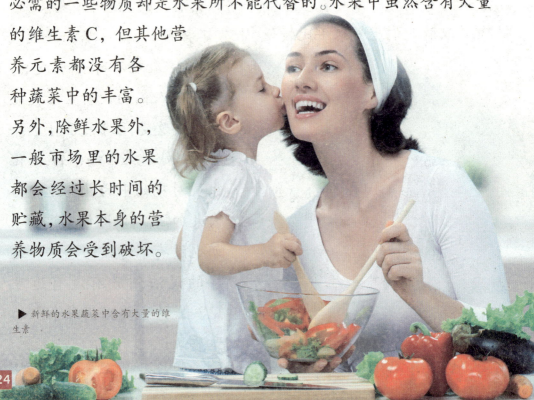

▶ 新鲜的水果蔬菜中含有大量的维生素

179 为什么不能贪吃油炸的东西?

一些研究观点认为,长期食用油炸食物对健康不利。因为油脂在较高温度的油锅内反复使用,可产生多种形式的有毒聚合物,进入体内会损害肝脏。另外,油脂与空气接触,会通过复杂的过氧化反应,产生过氧化物,并进一步刺激肠黏膜引起胃肠疾病,甚至致癌。而且,在烹饪过程中,油里边所含的脂肪会转移到食物中,而这也就成为那些爱吃油炸食物的人们变胖的原因之一了。

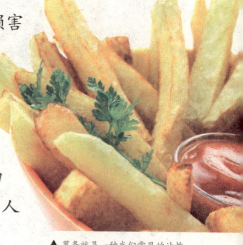

▲ 薯条就是一种我们常见的油炸食品

180 肥肉和瘦肉为什么都不能少?

肥肉里主要是脂肪,能供给人体热量。另外,脂肪还可溶解维生素A和维生素D,促进人体对这些营养素的吸收。而瘦肉中含有大量蛋白质,对人体发育十分重要。瘦肉和肥肉各有作用,所以最好都吃一点儿,但不要过量。

关于平衡膳食……
均衡全面的膳食能够提供人体的所有营养需求,所以良好的膳食非常重要。健康的食谱中应该包含各种不同的食物,过于单一的食物对我们的健康十分不利,尤其是脂肪含量过高的食物,不仅会导致肥胖,还会增加患病几率。

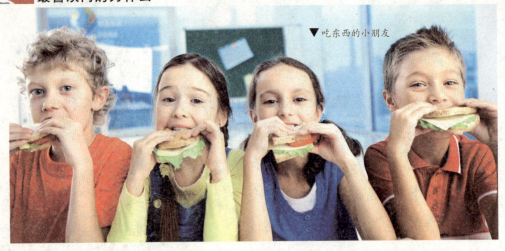
▼吃东西的小朋友

181 吃饭时为什么要细嚼慢咽?

在日常生活中,人们常常强调吃饭时要"细嚼慢咽"。中国民间谚语有:"要想身体壮,饭菜嚼成浆。"而一些观点还认为,老年人每口饭菜咀嚼25～50次,每顿饭吃30分钟左右,才有助于人体对食物的消化。

有人曾做过试验,两个人同吃一种食物,一人细嚼,另一人粗嚼,结果发现细嚼的人比粗嚼的人对营养物质的吸收要更为有效。因为细嚼能促进胃液分泌,将食物磨得更细,便于消化吸收并减轻胃肠负担,所以我们在吃饭时最好也逐渐培养这样的习惯。

◀美味的食物虽然诱人,但不能暴饮暴食,否则胃会感到难受

182 为什么吃饭时不要高声谈笑?

我们在吃饭的时候说话，或者高声谈笑，一不小心食物呛进气管里，就会引起咳嗽。原来，我们的喉部下连着两个管道，一个是气管，另一个是食管。在两个管头有块软骨，叫作会厌，它就像一个盖子，来回盖着这两个管，让人既能呼吸又能吞咽食物。吞咽食物时，口腔顶部的软腭向上抬起，堵住鼻咽腔，这时食物推压会厌朝下，紧紧盖住气管，食物自然进到了食管里。

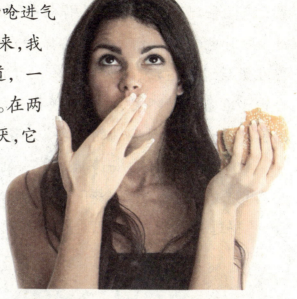

▲吃东西的时候最好专心，不要说话，更不要大笑

如果吃饭时谈笑，这块软骨会打开气管入口，让气流出来，这样食物会很容易进入气管，从而使人被呛着。因此，吃饭时不要高声谈笑。

关于咳嗽……
在现代医学上，咳嗽被认为是人体的一种保护性反射动作。人体肺泡的薄膜就好像空调的空气滤清器，每使用一段时间后便会布满灰尘、污物，所以每隔一段时间人体就必须清理一下肺泡中的污物，使肺泡的工作能力恢复正常。

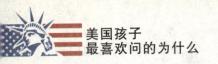
183 饭后跑步为什么会肚子疼？

健康的身体是我们每一个人更好地生活、工作和学习的基础，是做任何事情的前提。保持健康需要有乐观开朗的生活态度，同时也需要我们每一天都保持良好的生活习惯。有的人习惯在饭后进行运动，认为这样有助于消化。但事实上，饭后运动会由于准备活动不足、运动不规律或强度不适合，常会引起内脏器官不能适应剧烈运动的需要，从而导致肚子痛的发生。

这是因为人体由安静状态进入剧烈运动时，呼吸、循环、消化、内分泌等系统的配合可能发生紊乱，所以才会引起腹痛。另外，吃得过饱时进行运动，也会引发腹痛。

▼跑步是最简单易行的运动之一

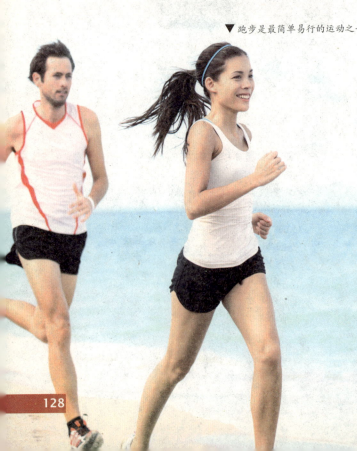

184 为什么猛然站起来时会头晕?

人处在下蹲状态时,身体下肢呈弯曲状态,这时下肢的血管会受到压力而使血液不易往下流去。当久蹲的人突然站起时,下肢血管恢复畅通,这时身体里的血液就像被猛然打开了闸门,在重力作用下大量往下肢涌去,这样一来,会使头部出现缺血现象。由于血液担负着输

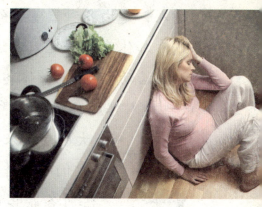

▲ 久蹲后,要慢慢站立以防头晕

送氧气的重任,而大脑这时会因为一时得不到充足的氧气和营养的供应,所以会出现头晕、心跳加快的情况,但是身体适应过来后,这种情况就会很快消失。

185 人体内为什么会长石头?

人体内长石头就是人们常说的"结石",它长在人体一些空腔器官如肾脏、输尿管、胆囊、膀胱等内部。结石是由于人自身一些不良的生活习惯或者身体疾病,使得体内一些物质在器官中堆积、沉淀,最后形成的固体块状物。

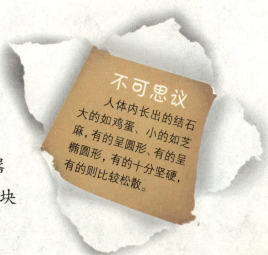

不可思议

人体内长出的结石大的如鸡蛋、小的如芝麻,有的呈圆形、有的呈椭圆形,有的十分坚硬,有的则比较松散。

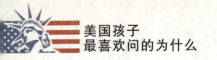
186 为什么运动前要做准备活动?

人体是由各种器官、系统构成的有机整体。我们在上体育课或参加体育比赛之前所进行的准备活动，看起来只是肌肉在活动，实际上身体各种器官系统都参加活动。我们知道，人体的各个器官系统在体育活动中的协调工作都是由大脑皮层来指挥的，因此大脑皮层中的神经细胞，它们的工作能力如何、兴奋性高还是低对体育锻炼时各器官系统的协调活动影响很大。

而我们之所以要在运动前做准备活动，正是通过身体各部分的适当运动来提高大脑皮层神经细胞的兴奋性。这样的准备活动也能预先提高内脏器官的工作能力，使得进入激烈比赛或锻炼时，内脏器官能较快地和肌肉活动相配合。

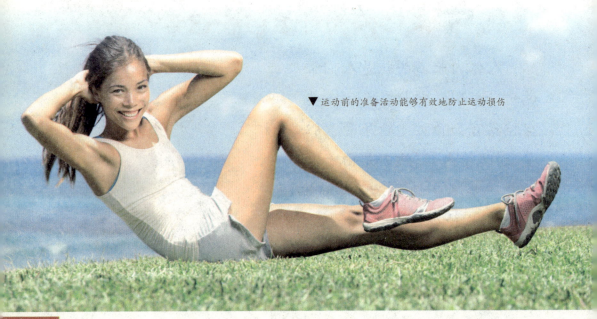

▼ 运动前的准备活动能够有效地防止运动损伤

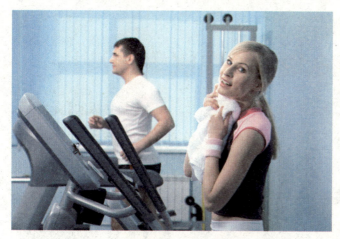

◀ 运动后最好休息30分钟后再去洗澡

187 剧烈运动后能不能立即停下来?

在跑步途中,有人可能会突然停下,但一旦停下就可能头晕眼花,个别人甚至出现休克现象。这是由于人在跑步时,下肢肌肉会紧张地收缩和放松,从而使肌肉中的毛细血管大量扩张,这时流经下肢肌肉的血液量也会比平时大大增加。与此同时,下肢肌肉有节奏地收缩和放松,对下肢血管起着挤压的作用,能帮助下肢血液流回心脏。

如果在跑步途中突然停下,下肢肌肉有节奏的运动作用突然消失,再加上重力的作用,血液一时间会大量滞留于下肢,从而使回到心脏的血量减少,并进一步导致心脏输出血量相应下降。此时,心脏供给大脑的血液也相应减少,大脑暂时性缺血就会使人头晕眼花,甚至休克。

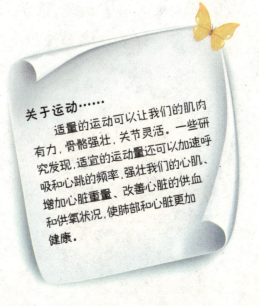

关于运动……

适量的运动可以让我们的肌肉有力、骨骼强壮、关节灵活。一些研究发现,适宜的运动量还可以加速呼吸和心跳的频率、强壮我们的心肌、增加心脏重量、改善心脏的供血和供氧状况,使肺部和心脏更加健康。

188 为什么说吸烟有害健康？

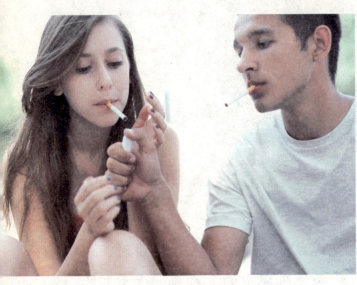

▲吸烟不仅仅危害人体健康，还会对社会产生不良的影响

因为吸烟是吸入烟草中的不完全燃烧产生的烟雾，烟草烟雾中含20多种对人体有害的化学物质，如焦油、尼古丁、乙醛和一氧化碳等。其中尼古丁是一种会使人成瘾的物质，它被人的肺部吸收后，会影响神经系统的正常功能，而一氧化碳有降低红细胞将氧输送到全身去的能力。

长期吸入有害物质，医学上称为慢性中毒，人的健康会受到严重损害。许多疾病如慢性支气管炎、肺癌、心血管病、冠心病等，都与吸烟有关。吸烟对口腔健康的危害也很大，很多吸烟的人往往牙齿发黄、发黑，有的还有牙周疾病。

不可思议

资料表明，长期吸烟者的肺癌发病率比不吸烟者高 10～20 倍，喉癌发病率高 6～10 倍，冠心病发病率高 2～3 倍。

189 为什么喝酒过量会醉酒？

人在饮酒以后，酒内所含的乙醇被吸收，在体内氧化为乙醛。乙醛有麻醉性，在体内进一步被氧化成醋酸，进入循环系统，最后被排至体外。这个过程不但不会对人体产生损害，而且还能被利用，加上酒的有效热量高，少量饮酒会产生兴奋感，加快血液循环，从而给身体带来一定的益处。

但是，由于人体在正常情况下只能代谢一定量的乙醇，当喝酒过量时，乙醇氧化为乙醛的量增高，而人体对乙醛的分解在一定时间内是有限的，因此，乙醛含量过高时，人体会因为无法及时分解，从而使乙醛进入血液并被吸收，导致对人体重要器官和功能严重损伤，出现"醉酒"现象。

▲ 喝醉酒的人

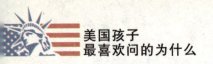

190 为什么冬天手脚容易冻伤?

冬季由于天气寒冷,有些人会出现手脚冻伤的现象。冻伤一般是在低温环境下,由于血液循环变差所导致的。

一般情况下,冻疮主要发生在耳垂、手指、脚趾等部位。有些人在冬季为了穿着轻便、好看,在穿衣和穿鞋上更偏爱比较紧或者比较单薄的衣装和鞋子。这虽然会让人看起来并不那么臃肿,但过紧或单薄的衣服却很容易影响身体局部的血液循环,从而引发身体局部的冻伤。为了预防冻伤,冬日里最好选择宽松、保暖的衣装,另外经常运动也能促进血液循环。

▲ 冬季一定要注意保暖,防止冻伤的发生

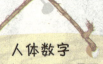

人体数字

血液在体内循环一圈只需要20秒钟,依此速度算,血液在一小时内可循环180圈,1年是157.68万圈。如果一个人活到80岁,血液会在体内循环12614.4万圈。

191 为什么冬天冷的时候人会缩成一团?

　　冬天,很多人在感觉寒冷时,常常习惯性地缩成一团,双臂紧抱在胸前,或者耸着肩膀、缩着脖子、佝偻着腰,有的干脆蜷着身子窝在椅子上。

　　这其实是人在御寒时的一种本能反应。但是有观点认为,面对寒冷时,这种缩手缩脚的本能反应尽管在短时间内能让人感觉比较暖和,但缩的时间长了以后,会导致人全身血液循环变慢,体表温度,特别是手脚的温度下降,反而会感觉更冷。而每隔几分钟就动一动,让肌肉伸展开,或者不时搓搓手、跺跺脚倒是御寒的更好办法。

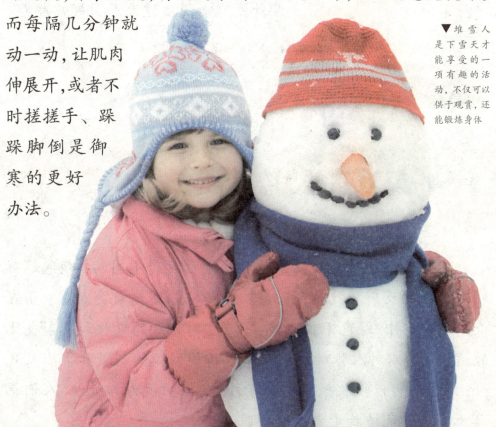

▼堆雪人是下雪天才能享受的一项有趣的活动,不仅可以供于观赏,还能锻炼身体

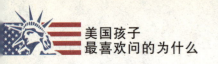
192 多晒太阳益于健康有道理吗?

人每天应该接触一定的阳光。春天人体对紫外线的敏感度最高,应经常到户外呼吸新鲜空气、接受阳光沐浴。阳光中的紫外线除有杀菌作用外,还可参与人体合成维生素D,它可促进人体对钙质的吸收,促进骨骼生长发育。

缺少了维生素D,儿童就易患佝偻病,影响儿童生长发育;老年人则易患骨质疏松、缺钙、风湿症等多种疾病。

但尽量不要在阳光下曝晒,因为紫外线照射强度过大而引发皮肤癌。

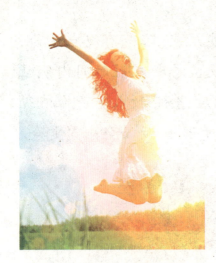

▶ 适当晒太阳对我们的身体很有好处

193 眼睛疲劳时为什么要多看绿色植物?

不同的颜色对光线的吸收和反射程度是不同的,颜色越鲜明对光线的反射率就越高,如果看得久了,眼睛就会刺痛。而在众多的色彩中,绿色不仅比较柔和,它对光线的吸收和反射也比较适中,所以对人体神经系统和眼睛视网膜的刺激非常小。此外,绿色还可以吸收强光中的紫外线,保护视力。所以,人们总喜欢对着绿色植物看看来缓解眼疲劳。

194 为什么睡觉要用枕头？

睡觉时不用枕头，我们的头部就比心脏位置低，从心脏流向头部的血液就会过多，头就会不舒服。人睡觉时，与枕头直接接触的是人体的颈椎部位。颈椎有一个前凸的弧度，称为生理性前凸。人在任何情况下，如果都能保持这种自然生理弧度，会感到最舒服。枕头同时还要能够很好地容纳后脑勺的后凸，因为后脑勺是向后凸出的，只有如此，颈部各组织器官才会处于一个放松休息的状态。

不可思议

一般来说，睡眠中的人整晚吸入和呼出的空气能充满一间中等大小的房间，所以睡觉时最好开一扇窗。

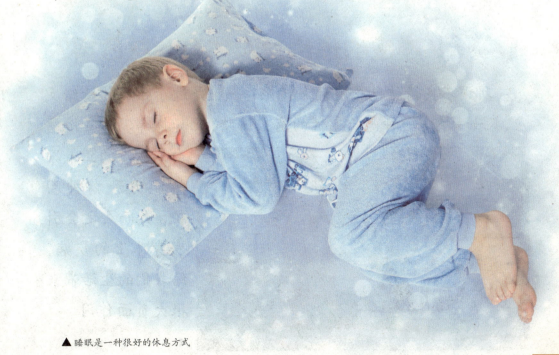

▲ 睡眠是一种很好的休息方式

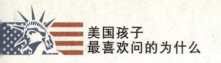

195 为什么人会有喜怒哀乐这些情绪？

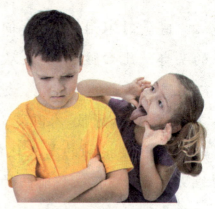

有科学研究发现，我们的喜怒哀乐并不仅仅是由我们的自我调控能力以及遇到的好坏事情影响的。食物被认为是影响人情绪的一个因素，比如人常吃缺锌食物，很容易产生抑郁；季节变化也能影响我们的

▲ 乐观的情绪能使人变得自信、坚强

情绪，比如在阳光灿烂的日子里，人会有一种莫名其妙的愉悦感，但在寒冷的冬季，情绪往往比较低落；还有科学家发现，月亮也能导致人的情绪产生波动。

196 不良的情绪对人体有哪些危害？

所谓不良情绪包含有两种情形：一种是过于强烈的情绪反应，比如暴怒；一种是长期性的消极情绪，比如抑郁。不良情绪会影响人的正常思维能力和精神面貌，久而久之会引发身体上的疾病，给我们的生活带来很大负面作用。

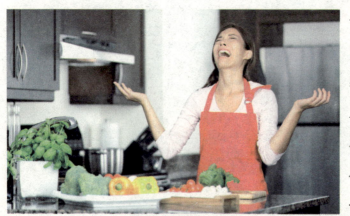

◀ 消极情绪会影响健康

197 色彩会影响人的情绪吗？

色彩之所以会影响人的情绪，是因为我们在看到色彩时会联想到与色彩有关的各种感觉体验。比如冬天我们看到红红的太阳，会感到温暖，心情也会变好，但夏天一看到太阳我们则会感到炎热，心情一下子会变得烦躁起来。

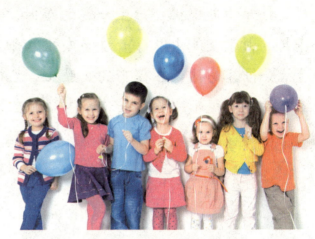

▲ 赏心悦目的色彩总是能够轻易地拨动我们的心弦

198 为什么音乐能让人愉悦？

音乐是一种有节奏、有韵律、和谐的声音。很多人都有这样的感受，当我们在听一些舒缓的音乐时，心情就能快速平静下来，并产生一定的愉悦感。有观点认为，听音乐之所以会产生这样的感受，与人体细胞本身的节奏有密切的关系。当人体细胞的振动与外部节奏协调时，人就有舒畅、愉悦的感觉。此外，听音乐时，大脑中还会产生一种叫多巴胺的物质，它能使人产生愉悦感。

人体数字

人的每只眼睛约含 1.2 亿个视杆细胞，它给人以黑、白视觉，还含有 700 万个视锥细胞，它为人提供色觉，形成"彩色"则是人脑综合处理的结果。

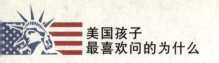

199 为什么看电视后要洗脸？

打开的电视机会产生一定的辐射，从而使空气中出现大量静电。由于空气中悬浮着许多灰尘和细菌，当它们被静电吸附后就会很容易沾染在裸露的皮肤上，尤其是脸上和手上。如果经常看完电视不洗脸和手，那些黏附在脸上的灰尘和细菌就会使我们的脸上长出一些红色的小斑点或起一些小疙瘩。所以，要养成看完电视后马上洗脸的好习惯。

不仅看电视是这样，用电脑时间过长也要立即洗脸。另外，平时连续注视屏幕时间也不宜太长。为了保护好我们的视力，看电视、看电脑时最好能使用背景灯。

▲ 洗脸

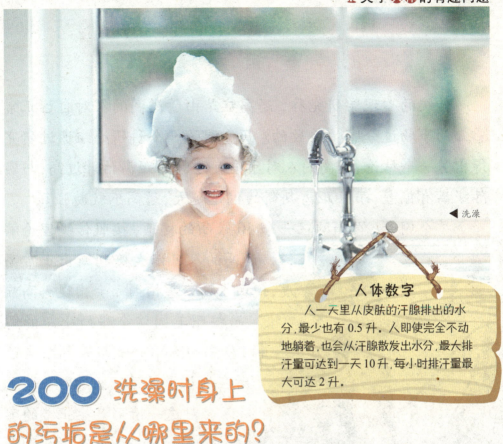

◀ 洗澡

人体数字

人一天里从皮肤的汗腺排出的水分,最少也有 0.5 升。人即使完全不动地躺着,也会从汗腺散发出水分,最大排汗量可达到一天 10 升,每小时排汗量最大可达 2 升。

200 洗澡时身上的污垢是从哪里来的?

洗澡时从身上搓下来的污垢,实际上是我们身上死亡细胞的尸骸和灰尘等混合在一起的。我们每个人每天都有 100 亿个以上的细胞死亡,这些死亡的细胞如果没有脱落,粘在身体上就会形成污垢。我们的皮肤分成许多部分,最外层覆盖的是死亡的细胞所组成的角质层,约有 20 层。

与此同时,我们的皮肤经常还会出汗并分泌一些油脂。它们和皮肤表面脱落下来的碎屑以及附着在身上的灰尘粘到一起,覆盖在皮肤上,会使皮肤又痒又脏。皮肤脏了后,细菌也会趁机侵入,严重时甚至会使皮肤生疮。因此我们需要经常洗澡,清洗污垢和细菌,使身体保持清洁和健康。

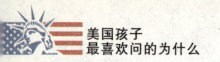

201 为什么有的人有恐高症？

传统的心理学研究称，恐高症是由于恐高的人对自己正常感知的事物过分害怕导致的。而美国的一个科研小组通过研究得出另一个结论，恐高的人对于垂直方向的距离估计过高，与实际距离有偏差，而且距离判断的偏差越大，恐高感就越强烈。

举个例子，假如站在一个30米高的楼顶，按照传统理论解释，恐高的人可以大概判断出正常高度，但由于过分害怕因而会出现恐高症状。而按照美国这个科研小组的解释，恐高的人第一反应是判断自己所在的位置远远不止30米高，进而会对这一情形产生正常的害怕感。一些新的研究结果也对这个新解释提供了支持，认为人在感知上的偏差对于恐高十分关键。

◀ 如果有恐高症就不能从事很多活动，比如攀岩

202 为什么有人会晕血?

人之所以会晕血,有观点称,这和人类惧怕黑暗、惧怕蛇类等危险动物一样,是我们在漫长进化过程中的产物。有一些观点还声称,人类会恐惧血液实际上就是恐惧死亡,出于对生命的留恋和对死亡的本能畏惧,我们才会有晕血的现象出现。通常人在晕血时,会出现血液循环减慢和心率降低等现象,严重时甚至可能引发晕厥。

203 神经衰弱是怎么回事?

神经衰弱是一种现代人常见的精神疾病,在青壮年人群中比较常见,一些脑力劳动者比如经常面临考试的学生、老师、医生、作家等容易神经衰弱。神经衰弱的人常常失眠、情绪起伏大,有头痛、难以集中注意力等表现。

▼ 神经衰弱的人常有睡眠障碍

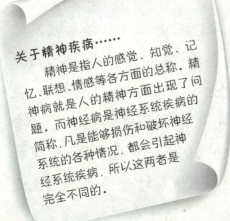

关于精神疾病……

精神是指人的感觉、知觉、记忆、联想、情感等各方面的总称。精神病就是人的精神方面出现了问题。而神经病是神经系统疾病的简称,凡是能够损伤和破坏神经系统的各种情况,都会引起神经系统疾病,所以这两者是完全不同的。

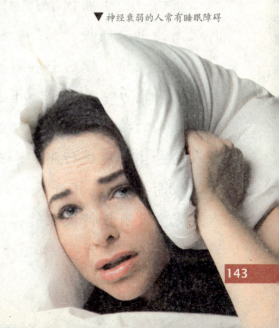

143

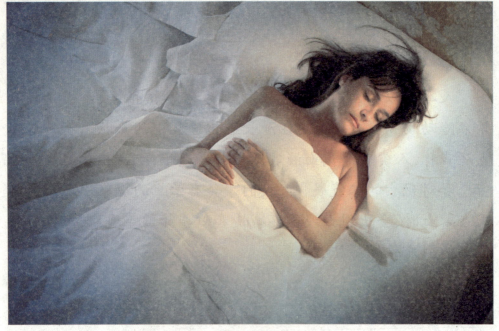

▲ 植物人

204 什么是植物人？

植物人是大脑皮层功能受到严重损害，人体处于深度昏迷状态，丧失意识活动，但皮质下中枢仍然可以维持自主呼吸运动和心跳的一种生理状态，这种状态被称为"植物状态"，而处于此种状态的患者则被称为"植物人"。

植物人除了保留一些本能性的神经反射和进行物质以及能量的代谢能力外，认知能力已经完全丧失，没有任何的主动活动。但植物人的脑干仍然具备功能，当外界向其体内输送营养时，植物人的身体还能进行消化和吸收，并可以利用这些能量维持身体的代谢功能，包括呼吸、心跳以及血压等。有些人认为，植物人是完全没有任何反应的，其实不然，植物人对外界的刺激也能产生一些本能的反射，如咳嗽、打喷嚏、打哈欠等。

205 被蚊子叮过会得艾滋病吗？

艾滋病医学全名为"获得性免疫缺陷综合征"（英文缩写 AIDS），由人类免疫缺陷病毒，即艾滋病病毒（英文缩写 HIV）引起。

艾滋病传播途径通常有三种：血液传播、母婴传播和性传播。蚊子的确有通过叮咬在人群中传播一些如疟疾等疾病的例子，不过研究发现这些疾病是通过蚊子的唾液传播的，而艾滋病病毒要进行传播则必须借助于人体体液。也有人会担心，叮过人的蚊子口器中难免会残留一些血液，这会不会传播艾滋病病毒呢？一些研究结果认为，艾滋病病毒必须以一定数量进入人体才能被感染，另外，艾滋病病人血液中的病毒并不会在外界环境中保持较高的生存率，所以被蚊子叮咬后得艾滋病的可能性是微乎其微。

关于癌症……

癌症是人体局部组织的细胞异常增多而形成的肿块。人体细胞有正常的以新细胞取代死亡细胞的增生功能，并且这种功能是有限度的，但癌细胞的增生则没有止境。

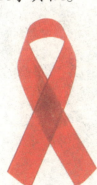

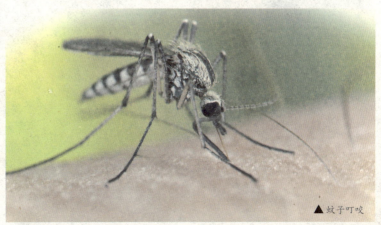

▲ 蚊子叮咬

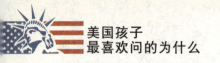

206 人为什么会感冒?

感冒是人类最常见的疾病之一,是由感冒病毒感染而引起的。由于感冒病毒种类很多,人体在一种病毒感染治愈后不久,又有可能被另一种病毒所感染,所以一个人在短时间内可能会反复患感冒。

207 生病时为什么会发烧?

当人生病时,身体的正常秩序就会被打乱,产生的热量大于散发出去的热量,就会引起发烧。发烧时,血液中的白细胞会比平时增加许多,它们会联合起来对付病菌,肝脏的解毒功能也比平时强,能解除病菌产生的毒素。发烧实际上是人体与病菌的战斗,如果人体战胜了它们,人就会退烧。

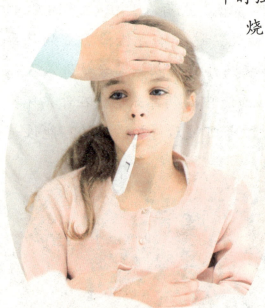

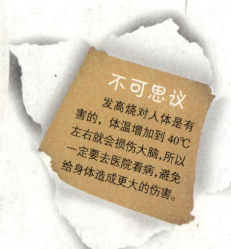

不可思议

发高烧对人体是有害的,体温增加到40℃左右就会损伤大脑,所以一定要去医院看病,避免给身体造成更大的伤害。

▲ 发烧

208 为什么感冒发烧时要多喝水？

发高烧的时候，人体内的大量水分会从呼吸道和皮肤渗出蒸发掉，所以，发烧的时候必须多喝开水以补充体内水分的不足，否则就会因发生脱水现象而加重病情。除此之外，水有调节体温的功能，多喝水能降低体温，同时把血液里的细菌所产生的毒素冲淡，并随尿液一起排出。

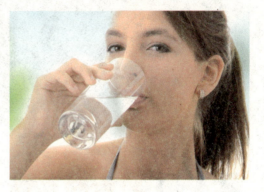

▶ 喝水

209 为什么吃药要听医生的，不能自作主张？

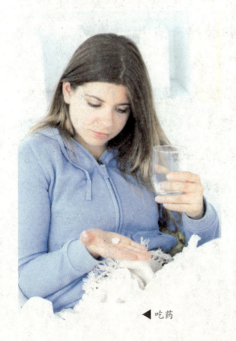

◀ 吃药

经常有人为了图便宜或省事而自己到药店去买药，但很多时候我们会因为自己医学知识的匮乏而耽误病情。其实，医生不仅对我们的病情有了解，对药物的性质也很熟悉。我们去医院看病，医生会根据具体病情开处方，并会有"医嘱"。而如果不遵医嘱，结果还会造成病情反复，时间久了，也可能会由小病拖成重病。所以，生病吃药最好还是听医生的。

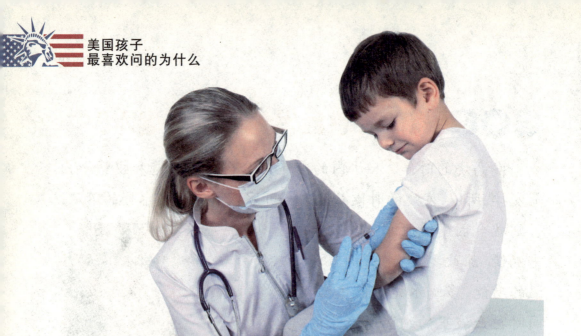

210 打针时为什么要把针筒里的药水射掉一点?

打针时,护士在用针筒抽取药水时,周围的空气会有少量被一起带进针筒里。所以在打针之前,一定要先将这些空气排出针筒,这才会有护士将针筒里的药水射掉一点儿的举动。

一般来说,如果我们的身体里只注入了一点点的空气,身体可能不会有太大的反应,但如果量比较大,就麻烦了。如果把空气和药水一起注射到皮下,就会让人感到格外疼痛;而一旦空气被注射到血管里,空气会顺着血流向前跑。遇到口径较小的血管后,气泡没办法挤过去,就会把血管的通路给堵住,阻碍血流通过。

◀ 打针时要先将空气排出针筒

211 为什么疫苗可以预防疾病?

打预防针是利用人工制备的抗原，也就是我们所熟知的疫苗，通过适宜的途径注入人体，使机体获得对某种传染病的特异免疫力，从而预防和控制某些传染病的发生和流行的一种疾病预防措施。

疫苗是人类发明的，用微生物或来自它们的毒素，用人或动物的血清、细胞等制成的，用来预防和治疗疾病。当人体被注入疫苗后，人体会自行产生抵抗特定疾病的能力，由于这种免疫力是以前所不具有的，因此，它是后天获得性免疫力。通过有计划的预防接种，让我们得以更加健康地成长。

关于疫苗……

疫苗接种后，有时会发生不良反应。有的人接种部位会发生轻度的红、肿、热、痛的炎症反应，有的人还可能出现发热、头痛、头晕、乏力等全身反应。不过不用太担心，这些症状一般在 24 - 72 小时后就会消失。

◀ 打预防针

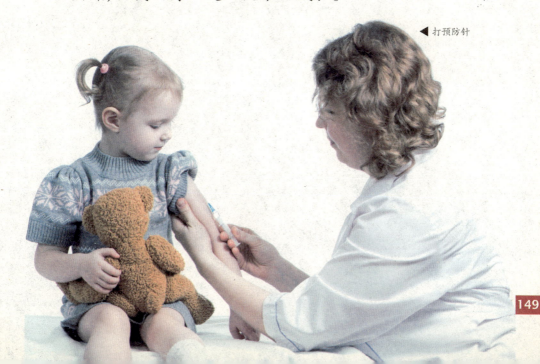

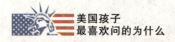

美国孩子
最喜欢问的为什么

关于**人体**的
有趣问题

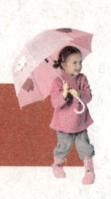